SEELENSANG

Neşmil
Ghassemlou

Seelensang

Geschichten vom Leben und Sterben

claudius

Tod ist nicht das Gegenteil von Leben.
Leben hat kein Gegenteil.
Das Gegenteil von Tod ist Geburt.
Leben ist unvergänglich.

ECKHART TOLLE

Meinem kurdischen Volk gewidmet,
aus dessen Quellen von Witz und Weisheit
ich schöpfe.

INHALT

Wir sind verlorener,
als wir es zugeben wollen,
und wir sind tiefer erlöst,
als wir es zu hoffen wagen.
SÖREN KIERKEGAARD

Einführung

Wir werden alle sterben. Doch wenn dieses Wissen plötzlich konkret wird und in unser Leben einbricht, fühlen wir uns wie aus der Welt gefallen, einsam und verloren. Das habe ich selbst erlebt, als ich wegen einer Fehldiagnose sechs Wochen lang glaubte, ein Nierenzellkarzinom zu haben, und deshalb operiert wurde. Die existenzielle Auseinandersetzung mit dieser Situation machte mich offen für die ungeheuren Nöte meiner Patienten*. Die Vorbereitung auf den eigenen Tod ist eine wichtige Voraussetzung, um Verstehen und Mitgefühl für schwer kranke Menschen zu entwickeln.

Folgendes Beispiel, stellvertretend für viele ähnliche Situationen, soll darstellen, wie alleine Patienten mit einer lebensbedrohlichen Diagnose sind: Wegen eines Armbruchs verbrachte

* Aus Gründen der besseren Lesbarkeit wird im folgenden Text auf eine geschlechtsspezifische Differenzierung verzichtet und die männliche Form benutzt. Gemeint sind immer beide Geschlechter.

ich selbst den letzten Vormittag auf einer chirurgischen Station. Alles Notwendige zur Heilung war in die Wege geleitet worden. Jetzt mussten mein Körper und die Zeit den Rest tun. Ich durfte nach Hause.

In einer halben Stunde sollte ich abgeholt werden. Meine Zimmernachbarin Frau Rheiner, 56 Jahre, war in der Nacht davor notfallmäßig eingeliefert worden. Am Morgen erzählte sie der behandelnden chirurgischen Stationsärztin:

„Ich hatte zu Hause in den letzten zwei Tagen kaum mehr Kraft in den Beinen und gestern gaben die Beine plötzlich unter mir nach. Mein Mann konnte mich gerade noch vor einem Sturz bewahren."

Vor einem halben Jahr hatte sie aus heiterem Himmel fürchterliche Rückenschmerzen bekommen. Im Rahmen der Untersuchungen damals wurde ein Nierenkarzinom mit Knochenmetastasen, vor allem in einem Brustwirbelkörper, festgestellt. Der Wirbelkörper wurde chirurgisch stabilisiert und sie sofort mit einer Chemotherapie behandelt.

„Dadurch wurde damals ein Stillstand der Erkrankung erreicht und ich konnte nach Hause", erzählte sie. „Jetzt habe ich Missempfindungen in den Beinen und keine Kraft mehr in ihnen, wie wenn sie abgestorben wären."

Die Stationsärztin veranlasste sofort ein MRT

(Durchleuchtung) der Brustwirbelsäule und wirkte beunruhigt. Als sie gegangen war, stellte ich Frau Rheiner ein paar Fragen. Ich kannte ja aus eigener Erfahrung ihre Situation und konnte mich in sie hineinversetzen. Sie erzählte, sie habe zwei erwachsene Kinder und sei verheiratet. Zuvor sei sie nie krank gewesen. „Ich habe meinen Mann letztes Jahr wegen eines komplizierten Beinbruchs zu Hause gepflegt. Ich weiß, wie viel Pflege nötig ist, wenn man nicht mehr gehen kann, das wollte ich meinem Mann niemals zumuten. Und jetzt das!" Sie schaute im Bett an sich runter auf ihre bewegungsunfähigen Beine.

Sie war eine stille, zurückhaltende Frau, doch jetzt kamen ihr die Tränen. Hinter all ihrer Zurückhaltung und Stille schien eine große Beunruhigung durch. Die Möglichkeit eines Endes stand im Raum. Doch wie die Assistenzärztin hatte ich nicht genügend Zeit, darauf einzugehen, da ich abgeholt wurde. So blieb sie in ihrer Sprachlosigkeit allein. Ich gab ihr aber meine Telefonnummer für den Fall, dass sie Gesprächsbedarf haben sollte. Sie rief nicht an, ich war ihr ja völlig fremd, und wir hatten nicht genügend Zeit, uns kennenzulernen.

Was braucht ein Mensch in einer solchen existenziellen Situation? Wie begegne ich ihm? Welche Hilfen sind vorstellbar? Als Palliativmedizinerin und Psychoonkologin beobachte ich häufiger, dass sehr viele Menschen nach der

Diagnose einer Krebserkrankung mit ihrer Angst und Hoffnungslosigkeit alleine sind. Es ist mir ein Herzensanliegen, dass wir Ärzte und Pflegende diesen Menschen nicht nur diagnostisch und therapeutisch beistehen, sondern auch auf ihre Ängste, Wünsche und Sehnsüchte eingehen und ihnen helfen, einen für sie guten Weg zu finden. Doch viele Ärzte, das Pflegepersonal und auch Angehörige wissen nicht, wie solche Gespräche zu einer inneren Entlastung, Erleichterung und Frieden führen können. Deshalb haben sie Angst davor. Doch das lässt sich erlernen. In diesem Buch sollen die Gesprächsbeispiele mit eingestreuter Erklärung der Gesprächstechnik dabei helfen. Ich habe diese Form gewählt, da Geschichten leichter zu lesen sind und den Leser auf ganz unterschiedlichen Ebenen berühren. Sie entfalten ihre Wirkung durch Resonanz mit der Innenwelt des Lesers.

Natürlich gelingen mir solche Gespräche nicht immer. Doch meistens fühlen sich Kranke oder Angehörige befriedet.

Ich arbeite mit einem Allgäuer SAPV-Team (Spezialisierte Ambulante Palliative Versorgung), dem Hospizverein und der Palliativstation zusammen, die mir Patienten zuweisen, wenn sie es notwendig finden oder die Patienten ein Gespräch wünschen. Dann fahre ich sehr gerne über die wunderschöne, hügelige und grüne

Landschaft des Allgäu, um Patienten und Angehörige zu Hause, im Pflegeheim oder auf der Palliativstation zu besuchen.

Und so kehre ich zu Frau Rheiner zurück. Wie könnte ein solches Gespräch mit mir in der Rolle der Stationsärztin aussehen? Ich stelle mir Folgendes vor: Nach der MRT-Untersuchung würde ich mit ihr einen Termin vereinbaren und mir dafür Zeit nehmen. Ich würde sie fragen, ob sie jemanden dabeihaben möchte, der sie unterstützen könnte. Wichtig ist es, dass wir bei unserem Gespräch ungestört sind. Ich würde ohne lange Einleitung aus Rücksicht auf die vermutlich hohe Anspannung der Patientin anfangen: „Ich muss Ihnen leider etwas Unangenehmes sagen."

Nach kurzer Pause, in der ich der Patientin und mir Zeit gebe, uns zu sammeln: „Der Tumor ist gewachsen und drückt auf die Rückenmarksnerven, daher kommt die Lähmung. Das Gute ist, dass wir ihn durch Bestrahlung und chirurgischen Eingriff wieder verkleinern können." Wieder eine Pause, damit Frau Rheiner Zeit bekommt, das Gehörte aufzufassen.

„Wie geht es Ihnen nach dieser Nachricht? Sie dürfen alles aussprechen."

Wieder lasse ich ihr Zeit und warte die Antwort ab. Vor allem ist es wichtig, den Gefühlen Raum zu geben. Ich weiß, welches Gefühlschaos oder Starre so eine Nachricht auslösen kann.

„Ich bin völlig durcheinander. Ich weiß nicht, wie es mir geht."

Ich schaue ihr mitfühlend in die Augen: „Was macht Ihnen die größte Angst?"

„Wie soll ich zu Hause zurechtkommen? Meinem Mann will ich mich nicht zumuten. Ich weiß, wie viel Pflege nötig ist, wenn man nicht mehr gehen kann!"

Diese Antwort zeigt mir, dass sie nicht mit der Lebensbedrohung, nicht mit der Operation, sondern erst mal mit dem, was danach auf sie zukommt, nämlich der Belastung ihres Mannes, beschäftigt ist. Obwohl sie von ab**gestorbenen** Beinen zuvor gesprochen hatte, geht es ihr jetzt nicht um das Sterben, womit sie sich auseinandersetzen will. Das respektiere ich auf jeden Fall. Das Schlimmste für sie scheint im Moment, dass sie eine Belastung für ihren Mann sein könnte, ihre Selbstständigkeit verlieren könnte.

In diesen Situationen frage ich, was die Patienten **jetzt** brauchen, damit sie sich wieder sammeln können, was ihnen **jetzt** helfen könnte, ob sie zum Beispiel meine Hand halten möchten. Berührung kann auch als zu nah erlebt werden. Vielleicht brauchen sie auch konkret mehr Abstand zu mir als Überbringerin der schlimmen Botschaft. Ich achte darauf, ob meine Angebote als hilfreich und passend erlebt werden, und korrigiere sie auch gerne. Ich schaue ihnen direkt in die Augen, damit meine Ruhe und Zuversicht sich auf sie überträgt oder sie mein Mitgefühl spüren. Das gibt Halt und tröstet. Positive Bilder in meiner Wortwahl sind wichtig.

Für Frau Rheiner ist die Aussicht, wieder gehen zu können, am wichtigsten. Das greife ich im Folgenden in meinen Sprachbildern auf. Da sie bereit ist, meine Hand zu nehmen, drücke ich diese als fühlbares Zeichen meines Mitgefühls: „Ja, ich kann verstehen, dass Sie keine Last sein wollen."

Dann schaue ich sie an: „Wir gehen **schrittweise** vor. Wir versuchen, Sie durch eine Verkleinerung des Tumors wieder **auf die Beine zu stellen**. Sie können uns dabei unterstützen." Ich hoffe, dass das Bild von den Schritten und des Auf-den-Beinen-Stehens für sie ermutigend ist.

Zum Abschluss vereinbare ich einen Termin: „Wir reden morgen um 17 Uhr noch mal. Da können Sie alle Ihre Fragen stellen. Sie brauchen Zeit, um sich in dieser Situation **zurechtzufinden**. Sie können mich auch vorher anrufen, wenn Sie Hilfe brauchen." Ich schaue ihr beim Verabschieden in die Augen und drücke ihr bewusst die Hand. Präsenz ist in solchen Momenten das Wichtigste.

Die Haltung von Präsenz, Mitgefühl, Ruhe und Zuversicht ist tröstlich. Verbunden mit einer inneren Verbeugung drücke ich meinen Respekt für ihr Schicksal aus, das sie bewältigen muss. Ich habe noch nie erlebt, dass mein Angebot, mich anzurufen, unnötig gebraucht wurde. Vielmehr gibt die Möglichkeit, anrufen zu dürfen, so viel Ruhe, dass der vereinbarte Gesprächstermin ausreicht.

Wenn wesentliche Gespräche gelingen, entstehen Liebe, Offenheit, Dankbarkeit. Das finde ich sehr berührend und ich lerne sehr viel von meinen Patienten und ihren Angehörigen.

Für solche Gespräche sind Zeit, Aufmerksamkeit und herzliche Nähe nötig. Menschen sind in existenziellen Situationen sehr offen und wünschen sich Austausch. Als Psychotherapeutin habe ich seit mehr als 40 Jahren Gespräche zu existenziellen Themen geführt und Kolleg*innen an der Süddeutschen Akademie für Psychotherapie ausgebildet. Da ich nun älter bin, hat sich mein Interesse an den Lebensthemen geändert. Jetzt beschäftigen mich Fragen wie:

Habe ich gut gelebt?

Habe ich meine Möglichkeiten ausgeschöpft?

Hinterlasse ich Spuren?

Was ist wichtig im Leben?

Wie ist Sterben?

Wie ist der Übergang?

Was geschieht nach dem Tod?

Diese Fragen spielen eine wichtige Rolle in meinen Gesprächen mit den Patienten. Mein Buch ist gedacht für Menschen in medizinischen, psychotherapeutischen und pflegerischen Berufen und für jene, die sich mit dem eigenen Tod oder dem Verlust einer geliebten Person auseinandersetzen wollen.

Anhand von Geschichten möchte ich vermitteln, welche Probleme bei schwer kranken Menschen, ihren Angehörigen, Ärzten und Pflegenden auftauchen können und welche Lösungen durch wesentliche Gespräche entstehen.

Ich möchte darstellen, dass durch Zugang zu sich selbst und den eigenen Quellen Wachstum und Reifung möglich sind und sehr viel Liebe und Nähe gerade am Ende da ist.

Dieses Buch handelt vor allem davon, wie wir in einer solchen Situation Halt und Frieden finden und vermitteln können.

Es soll auch Beispiele guter Kommunikation in der letzten Phase des Lebens aufzeigen und Kranke und Angehörige über die vorhandenen Hilfen und die medizinischen Möglichkeiten aufklären. Negativbeispiele sollen zum Nachdenken anregen und helfen, solche Situationen zu verbessern.

Jetzt noch einige Bemerkungen zu meiner Arbeitsweise. Bei meinen Gesprächen nutze ich auf dem Hintergrund der Tiefenpsychologie verschiedene Methoden: die Gestalttherapie zur Erlebnisaktivierung, die Idiolektik, d.h. das Nutzen der Eigensprache des Patienten nach David Jonas als direkten Zugang zum Unbewussten, hypnotherapeutische Interventionen zur Aktivierung der eigenen Ressourcen und die prozessorientierte Psychologie nach Arny und Amy Mindell, um u.a. die Körpersprache zu entschlüsseln.

Eine Erlebnisaktivierung wird erreicht, indem man das Thema z.B. durch Rollenspiel ins Hier und Jetzt holt. Dadurch können die zugehörigen Gefühle gespürt und erforscht werden. Dies fördert das Verständnis für sich selbst.

Die Eigensprache ermöglicht einen Zugang zu den für den Patienten bedeutsamen Assoziationsketten und Sprachbildern. Diese enthalten viel mehr Information als Worte allein vermitteln können.

In der Prozessorientierten Psychologie wird über Körperwahrnehmung und die oben genannten Methoden u.a. der Hintergrund des seelischen Geschehens beleuchtet und der Zugang zur inneren Realität des Patienten erleichtert.

Doch wichtiger als die Methode ist die therapeutische Haltung, in der die Gespräche geführt werden. Um folgende Einstellungen (nach Amy Mindell) zu erwerben, braucht es Bewusstheit für die eigenen Gefühle und eigenes Verhalten und Zeit zur Übung. Sie entwickeln sich ein Leben lang und können nur annähernd erreicht werden.

- Eine Haltung der Absichtslosigkeit und des Forschergeists, d.h., dass kein bewusstes Ziel angestrebt wird. Dies ist umso wichtiger, da ich die Patienten nicht kenne und nur ein bis zwei, maximal fünf Mal treffe. Mit offenen Fragen erfahre ich, was **sie** beschäftigt, was **ihnen** am wichtigsten ist. Dies steht im Gegensatz zur medizinischen Ausbildung, in der hauptsächlich zielorientierte Fragen gestellt werden, mit welchen das Gespräch in Richtung des eigenen medizinischen Interesses gelenkt wird.
- Die Entwicklung von Mitgefühl und einem offenen Herzen, in dem ich mich in den anderen hineinversetze. Mit wachsender Lebenserfahrung und größerer Bewusstheit gelingt es immer besser.
- Eine Haltung der Offenheit und Flexibilität: Je offener ich für die Situation des Patienten bin, umso mehr erfahre ich, was ihn beschäftigt. Es ist hilfreich, sich ganz in seine Vorstellungswelt und auf seinen Prozess einzulassen, im Vertrauen darauf, dass die Lösung in ihm schon unbewusst da ist. Bei einem solchen Anfängergeist muss ich nicht wissen, was der Patient braucht, muss keine Konzepte entwickeln, sondern ich darf ihn fragen. Das verhindert auch, Fantasien zur Rettung des Patienten zu entwickeln, die von wenig Zutrauen in seine Fähigkeiten zeugen und den Helfer auslaugen.

- Die Einstellung, dass der Patient auch bei Bildungsunterschieden gleichwertig ist und der Experte in seinem Innenleben, auch wenn er selbst das oft nicht weiß.
- Die Haltung, wenig zu werten und Bewusstsein dafür zu entwickeln. Das hilft auch, besser zu verstehen. Wobei Verstehen nicht heißt, eine Handlungsweise zu billigen.
- Bewusstheit für die eigenen Intuitionen und Gefühle, die wie ein Spiegel Hinweise auf die Innenwelt des Patienten enthalten.

Komm du, du letzter, den ich anerkenne,
heilloser Schmerz im leiblichen Geweb:
wie ich im Geiste brannte, sieh, ich brenne
in dir; das Holz hat lange widerstrebt,
der Flamme, die du loderst, zuzustimmen,
nun aber nähr ich dich und brenn in dir.

R. M. RILKE

Prolog

Ich entschied mich für das Holz.
Wir waren während meiner Studienzeit in einem Bibliodrama-Seminar. Dabei wird eine Geschichte aus der Bibel wie ein Theaterstück gemeinsam entwickelt und gespielt, um sie tiefer begreifen zu können. Wir wählten Abrahams Opfer aus. Darin sollte Abraham auf Befehl Gottes seinen Sohn Isaak auf einem Berg töten und Gott als Brandopfer darbringen.
Die Rollen wurden gerade verteilt und die wichtigsten waren sofort vergeben. Aber die Rolle des Holzes schien mir ebenfalls verlockend, weil es von Isaak auf dem Rücken den Berg hochgetragen wurde. Das stellte ich mir angenehm und lustig vor. Doch hatte ich nicht mit der Intensität dieser Rolle gerechnet. Das bescheidene Holz war dem Geschehen sehr nahe.
Ich konnte, als ich von Isaak hochgetragen wurde, sein Unbehagen spüren, das in die Frage mün-

dete: „Vater, wo ist das Opferlamm?" Ich spürte Abrahams zitternde Hände, als er das Holz auf dem Opferaltar vorbereitete, und auch die Hochspannung von beiden. Die Angst und der Schmerz Isaaks im Bemühen, dem Vater gehorsam zu sein, der innere Kampf Abrahams im Ringen um Gehorsam zu seinem Gott, seine Liebe, sein Schmerz schienen zum Greifen nahe.

Schließlich wurde ich nach dem erlösenden „Halt!" Gottes angezündet und züngelte nun als Feuer um den Widder, das neue Opfer. Das Züngeln des Feuers war wie ein zärtliches Berühren, die Wandlung des Holzes in Licht und Wärme – und dabei sein gleichzeitiges Vergehen – ein Symbol des Todes, grausam – von außen betrachtet, zärtlich – von innen.

Die Position des Holzes erlebe ich nun auch bei meinem Begleiten von schwer kranken Menschen: ganz nah am Wesentlichen und mit viel innerer Beteiligung, doch in einer Nebenrolle. Und jedes Mal werde ich von der Essenz des Seins durch die Todesnähe berührt und aufgeweckt.

Nicht müde werden,
sondern dem Wunder,
leise wie einem Vogel,
die Hand hinhalten.

HILDE DOMIN

Der Hammer

Herr Christ begrüßte mich in seinem Wohnzimmer auf dem Sofa, seine Frau und die 22-jährige Tochter stellten sich zu ihm. Herr Christ war sehr abgemagert und ausgezehrt. Dennoch war er mir sehr zugewandt.

Er lächelte mich an. „Ich habe Ihren Namen geübt, um ihn aussprechen zu können."

Wir unterhielten uns erst allgemein, dabei sagte er „... von der Wiege bis zur Bahre ..." und sah mich direkt an. Ich verstand dies als Prüfung und Einladung, ob ich für sein Thema – den Tod – offen bin.

Ich nahm sein Thema an und fragte: „Wie gehen Sie mit der Bahre um?" Danach unterhielten wir uns sehr offen über den Tod.

Dann lächelte er wieder: „Ich hatte Glück im Leben. Ich lernte meine Frau bereits als Kind in der vierten Klasse der Grundschule kennen. Danach haben wir uns oft im Bus getroffen. Seit dem fünfzehnten Lebensjahr sind wir ein Paar. Nach unserem Ausbildungsabschluss, sie als Sachbearbeiterin und ich als Telekommunikationsmechaniker, zogen wir in dieses Haus und bekamen zwei Töchter. Ich hatte ein gutes Leben. Doch jetzt geht es zu Ende." Das Lächeln verschwand und ein Hauch von Traurigkeit zog über sein Gesicht. Er streichelte ein Kätzchen, das angekuschelt bei ihm lag. Die kleine Katze tat ihm offensichtlich wohl. Er sah meinen Blick.

„Das ist Katerchen Quirin. So hieß mein Großvater. Er war mein Vorbild und für mich als Kind sehr wichtig. Ich habe eine glückliche Kindheit auf dem Bauernhof mit Eltern und Großeltern gehabt. Meine Eltern waren zwar streng, aber gut. Wir Kinder mussten am Hof immer mithelfen."

Wir aßen dann gemeinsam Himbeerkuchen, den seine Frau gebacken hatte. Auch Herr Christ konnte ein Stück essen.

„Haben Sie schon Ihre Angelegenheiten in Ordnung gebracht?", fragte ich ihn.

„Ja!", sagte er mit Stolz. „Sowohl die Erbschaft als auch die Patientenverfügung. Ich habe die Erbschaft sofort, nachdem ich mein Todesurteil bekam, beim Notar mit meiner Frau zusammen geregelt." Das Wort ‚Todesurteil' tat mir weh und ließ mich erahnen, was er damals durchgemacht hatte.

Ich lernte Herrn Christ, 50 Jahre, durch seine Ehefrau auf der Palliativstation kennen. Da er unbedingt nach Hause wollte, wurde das Team der spezialisierten ambulanten palliativen Versorgung bereits eingeschaltet. Zusätzlich bat er um Unterstützung durch Gespräche. Bei meinem ersten Besuch bei ihm zu Hause traf ich zuerst seine schlanke, dunkelhaarige Frau, die mit lebhaften Gesten sehr offen über die Krankheit und das Sterben ihres Mannes sprach:

„Bei Roland wurde vor drei Jahren ein metastasiertes Magenkarzinom diagnostiziert. Er bekam damals eine Chemotherapie, die er sehr schlecht vertragen hat. Dann wurde der Magen entfernt. Eineinhalb Jahre war er symptomfrei. Danach schritt die Krankheit leider mit Befall der Lungen und Knochen, vor allem der Brustwirbelkörper und des Kreuzbeins fort. Er wurde an den Brustwirbeln operiert und die Metastasen anschließend bestrahlt."

Frau Christ wirkte von der Krankheitsentwicklung zermürbt und erschöpft.

„Jetzt hat er starke Knochenschmerzen vor allem am Kreuzbein und bekam eine neue Schmerzmitteleinstellung mit sehr hohen Opioid-Dosen, insgesamt fünf verschiedene Schmerzmittel! Trotzdem hat er beim Transport nach Hause bei jedem Holpern geschrien", fuhr sie müde fort.

Bei meinem Besuch eine Woche später lag Herr Christ wieder im Wohnzimmer, jetzt in einem Krankenbett. Seine Frau und beide Töchter waren anwesend. Herr Christ klagte über schlimme Schmerzspitzen: „Sie treten ganz plötzlich auf und sind mit einer zusätzlichen Morphindosis kaum unter Kontrolle zu bringen. Ich muss meistens zwanzig schreckliche Minuten warten, bis die Dosis wirkt."

Ich ergriff die Gelegenheit und erklärte ihm: „Man kann auch seelisch den Schmerz beeinflussen. Auch wenn die Ursache der Tumor ist, können Gefühle diesen Schmerz noch verstärken." Er schaute sehr interessiert.

„Sollen wir das versuchen?" Er nickte.

Deshalb bat ich: „Bitte beschreiben Sie Ihren Schmerz mit eigenen Worten, so wie Sie ihn erleben." Ich hatte die Hoffnung, durch seine Eigensprache einen Zugang zu seinem seelischen Erleben zu erhalten. Anfangs hielt er sich an die Erklärung, die ihm von Ärzten gegeben wurde:

„Mein Kreuzbein schmerzt, da eine Metastase es zerstört."

„Ja, das stimmt", bestätigte ich ihn. „Doch bitte ich Sie, Ihr eigenes Bild, das Sie von Ihren Schmerzen haben, zu suchen."

Nach kurzer Überlegung meinte er: „Es ist, wie wenn jemand mit einem Hammer auf mein Kreuzbein schlägt." Es entstand eine Pause, in der wir beide das Bild auf uns wirken ließen.

„Und wer hält diesen Hammer?", fragte ich ihn schließlich. Oft hilft es, sich das vollständige

Bild beschreiben zu lassen und dadurch den Blick des Patienten auf den noch unbewussten Bildausschnitt zu lenken.

Er schaute zuerst erstaunt, danach suchend nach innen gerichtet. Dann ging ein Ruck durch ihn: „Es ist mein Vater und mein älterer Bruder." Wir schwiegen beide einen Moment lang. „Ich habe als Kind viele Prügel von beiden bekommen." Bei der Erinnerung daran musste er dann viel weinen.

„Mit meinem Vater habe ich mich an seinem Sterbebett versöhnt", sagte er nach einer Weile. Er wirkte erleichtert, aber auch erschöpft.

„Ich glaube, dass unser Gespräch über Ihren Schmerz die Schmerzspitzen besänftigen wird", meinte ich und stand auf. Herr Christ brauchte jetzt Zeit und Ruhe.

Beim Verabschieden sagte er: „Ich freue mich, wenn wir uns am Montag wieder sehen."

„Ich auch!", entgegnete ich. Das Gespräch, die Geradlinigkeit und offene Art von Herrn Christ berührten mich sehr. Auch seine Frau und eine Tochter, die die ganze Zeit im Hintergrund mit dabei waren, wirkten mitgenommen.

Bei meinem nächsten Besuch sah Herr Christ deutlich entspannter aus. Er zeigte mir meine Visitenkarte, auf der er das Gedicht von Hilde Domin aufgeschrieben hatte. Das hatte ich ihm beim letzten Treffen am Anfang vorgesprochen.

Er strahlte: „Ein Wunder ist geschehen, denn ich habe nach unserem Gespräch meine Mutter angerufen und sie gebeten, meinem älteren Bruder zu sagen, dass ich ihn gerne sprechen möchte. Wir hatten seit vielen Jahren keinen Kontakt mehr. Stellen Sie sich vor, er kam und gab mir sogar die Hand!“ Ich spürte, dass das etwas ganz Besonderes für ihn bedeutete.

„Ich entschuldigte mich bei meinem Bruder für die bösen Worte, die ich in der Vergangenheit zu ihm gesagt hatte. Wir haben uns versöhnt!“ Herr Christ wirkte befreit: „Da ist mir ein Stein vom Herzen gefallen! Diesen Stein habe ich bei unserem letzten Gespräch mit Ihnen entdeckt.“

Ich freute mich und fragte aus Neugier: „Hat Ihr Bruder etwas zu seinen Schlägen gegen Sie erwähnt?“ Gelassen verneinte er: „Das ist meinem Bruder einfach nicht möglich.“

Die Schmerzspitzen hatten sich beruhigt und er kam mit den verordneten Schmerzmitteln aus. Wir sprachen dann noch über unsere Todesvorstellungen. Als wir einen Termin ausmachten, meinte er: „Nächste Woche will ich schon tot sein.“

„Dann will ich einen früheren Termin“, versetzte ich schnell, denn ich wollte ihn wiedersehen. Ich umarmte ihn beim Verabschieden. Er seufzte: „Ich erwarte sehnlichst meinen Tod und habe auch keine Angst davor.“

Beim nächsten Besuch war Herr Christ kaltschweißig und sein Gesicht tief eingefallen. Er war nicht mehr klar da. Er begrüßte mich aber sehr freundlich und seine Frau meinte, es sei ihm lieber, wenn ich heute mit ihr spreche. Zusammen mit der Frau und einer Tochter berieten wir über ihre Situation und über die Beerdigung. Die Tochter hatte Probleme durchzuatmen und war sehr belastet. Ich ermutigte sie, sich psychotherapeutische Hilfe zu holen. Herr Christ verabschiedete sich bewusst von mir. Er hatte ein humorvolles Lächeln in den Augen. Als ich es ansprach, meinte er: „Den Humor darf man in keiner Lebenslage verlieren."

Bald darauf starb er friedlich im Beisein seiner Frau und Töchter, die ihre ganze Kraft und Liebe eingesetzt hatten, um den Mann und Vater auf seinem letzten Weg zu begleiten.

Und im Sinn schaut das Schicksal,
die eben noch so strengen Augen
voller Licht,
wie die Gnade selber drein.
MARTIN BUBER

Der Schutzengel

Ich lag zusammen mit Frau Kammerer, um die 50 Jahre, in einem Zimmer. Wegen eines Armbruchs wurde ich in der Klinik behandelt. Meine Zimmernachbarin hatte sich das rechte Sprunggelenk bei einem Sturz auf dem Glatteis gebrochen. Es war ein sehr komplizierter Bruch, aber sie wollte möglichst bald nach Hause.

Bei der Visite schaute sich die junge Stationsärztin die Bruchstelle an. Wo das Metall eingesetzt worden war, bestand an einer Stelle eine kleine, offene Hautwunde. Die Ärztin meinte besorgt: „Das darf sich nicht infizieren, darunter liegt die Platte." Die Ärztin versorgte die Wunde und ging. Frau Kammerer war sehr bestürzt und besorgt.

Ich fragte sie, was ihr denn so viel Sorgen mache. Sie fing an zu weinen. Damit die angestauten Gefühle abfließen konnten, ließ ich sie eine Weile ausweinen. Später erzählte sie: „Ich habe Angst, dass alles noch Wochen und Monate dauert und die Wunde sich entzündet. Ich verstehe nicht, warum die Ärztin mir nicht sofort Antibiotika gibt."

„Es macht keinen Sinn, im Voraus Antibiotika zu geben, wenn noch nicht bekannt ist, mit welchem Keim sich die Wunde infiziert hat", erklärte ich. „Die Wunde sah doch völlig trocken und sauber aus." Die Erklärung tat ihr gut und beruhigte sie etwas.

Um ihre Selbstheilungskräfte zu aktivieren, fragte ich sie nach eigenen stärkenden und heilenden Erinnerungen, die ihr früher schon in Notsituationen geholfen hatten. Die Nutzung von Erinnerungen ist wirkungsvoller als von Vorstellungen, da sie auch im Körperbewusstsein verankert sind und ein vollständigeres Wissen enthalten.

„Wer oder was unterstützt Sie denn in der seelischen Verarbeitung Ihres Unfalls?", wollte ich wissen. „Niemand", murmelte sie. „Haben Sie noch nie zuvor einen Unfall gehabt?", fragte ich.

Da erzählte sie nach kurzem Nachdenken: „Vor vielen Jahren wurde ich bei einem Unfall mit dem Motorrad durch die Luft geschleudert und habe mir, wie durch ein Wunder, gar nichts verletzt." Sie schwieg einen Moment und lächelte in sich hinein: „Ich habe einen starken Schutzengel gehabt." Beide sannen wir dieser schönen Vorstellung nach.

„Bitten Sie doch genau diesen Schutzengel noch einmal, Ihnen zu helfen, damit die Wunde an Ihrem Bein und der Bruch heilen.“ Ich gab ihr Zeit, sich das vorzustellen.

Sie schaute kurz erstaunt, dann zog ein feines Lächeln über ihr Gesicht. Sie bekam eine ganz ruhige Ausstrahlung. Es entstand eine friedliche Atmosphäre, die wir beide genossen. Nach einer Weile bedankte sie sich mehrfach bei mir und strahlte: „Ich weiß gar nicht warum, aber ich fühle mich jetzt sehr ruhig. Ich habe jetzt volles Vertrauen, dass alles gut wird.“

Ich gab ihr zur Unterstützung meine Bachblüten-Notfalltropfen, damit sie auch etwas Handfestes und materiell Fassbares hatte, falls sie wieder das Vertrauen verlieren sollte. Drei Tage nach meiner Entlassung rief ich sie an: „Die Wunde ist fast zu und ich bin sooo glücklich, denn ich darf endlich in zwei Tagen nach Hause.“

Da sie ihr inneres Gleichgewicht zurückgewonnen hatte, waren ihre Selbstheilungskräfte frei, sich voll um die Bruch- und Wundheilung zu kümmern.

Die kalten Fliesen

Sie stand voller Schuldbewusstsein vor mir.

„Jetzt ist genau das eingetreten, was ich befürchtet habe“, sagte sie.

Frau Pohl, 33 Jahre alt, wirkte noch wie ein junges Mädchen. Sie war verheiratet und hatte zwei Kinder, eine Tochter, elf Jahre und einen Sohn, sechs Jahre alt. Ihr Vater, Herr Ohle, war seit sieben Jahren trockener Alkoholiker. Er hatte ein Mundbodenkarzinom mit Lymphknotenmetastasen und konnte kaum mehr reden. Er wollte sich nicht helfen lassen, obwohl es ihm seit seiner Erkrankung immer schlechter ging. Er versorgte sich in der Einliegerwohnung seiner Tochter selbst. Da er nicht mehr schlucken konnte, kochte er sich sein Essen, pürierte es und gab es sich über die Bauchdecken-Magensonde ein. Er wollte keinen Kontakt zur Außenwelt, ging aber bis vor Kurzem noch einkaufen. Vor allem nachts hatte er Erstickungsanfälle und rief dann aus Angst häufig bei seiner Tochter an.

Frau Pohl arbeitete in einem Altenheim, vor allem in der Nachtschicht, und schlief vormittags. Doch sie kam wegen der Anrufe ihres Vaters und auch wegen der Sorge um ihn nicht mehr zum Schlafen. Ihre Kinder verweigerten inzwischen jeden Besuch bei ihrem Opa, obwohl sie früher sehr häufig bei ihm waren, und auch der Ehemann mochte nicht mehr helfen.

Frau Pohl war nicht nur wegen der jetzigen Situation, sondern auch aufgrund vergangener Ereignisse vorbelastet. Sie musste sich schon von klein auf um ihren alkoholkranken Vater kümmern. Ihre Mutter hatte sich, als Frau Pohl vierzehn Jahre alt war, von ihrem Vater getrennt. Herr Ohle ging dann eine andere Beziehung ein. Seine Tochter lebte mit ihm und dieser Frau zusammen, bis sie achtzehn war. Dann verließ ihn auch diese Frau wegen seiner Alkoholsucht, sodass sie als Tochter sich wieder alleine für ihn zuständig fühlte. Sie hatte den Hospizverein um Hilfe gebeten, da sie durch die Situation ihres Vaters im Endstadium seiner Krankheit völlig überfordert war.

Bei unserem ersten Gespräch in der Wohnung von Frau Pohl erzählte sie von ihren Schuldgefühlen und ihrer Überforderung, zumal ihr Vater sich auch nicht helfen ließ. Um ihre volle Aufmerksamkeit zu erhalten, nahm ich ihre Hand und schaute sie an: „Frau Pohl, Sie haben bereits viel mehr für Ihren Vater getan, als das, was von irgendeiner Tochter verlangt werden kann."

Sie seufzte: „Es tut mir gut, das zu hören und mit Ihnen als Außenstehende über meine Situation zu sprechen. Meine Familienangehörigen sind zu nah dran. Sie verurteilen meinen Vater oft. Das vertrage ich nicht."

Seit Kindheit hatte sie ihren Vater gegenüber der Umgebung verteidigen müssen, vor allem aber ihre Liebe zu ihm. „Doch hat sich die Situation für mich etwas entspannt, da Papa seit gestern bereit ist, über ein Hospiz nachzudenken."

Drei Tage später rief mich der Hospizverein an und teilte mir den Tod von Herrn Ohle mit. Ich besuchte sie noch am selben Tag. Sie stand mit hängenden Schultern vor mir und schaute zu Boden, als sie die Tür öffnete. Sie führte mich ins Wohnzimmer und wir setzten uns.

„Mein herzliches Beileid." Nach einer längeren Pause fragte ich: „Wie ist es denn passiert?"

„Ich habe ihn tot auf den kalten Fliesen gefunden!"

Da die Betonung auf ‚den kalten Fliesen' lag, fragte ich: „Was bedeuten für Sie ‚die kalten Fliesen'?" Ich wollte wissen, was sie damit verband.

„Ich hätte ihn lieber auf dem Sofa oder im Bett gefunden."

„Meinen Sie damit ‚behütet'?", fragte ich behutsam. Sie nickte heftig und Tränen füllten ihre Augen.

„Sie lieben Ihren Vater sehr und hätten ihn gerne auch in seinem Leben behütet“, sagte ich, angerührt von ihrer Liebe. Sie nickte wieder wortlos.

Ich bat sie, sich ihren Vater vorzustellen und ihm genau dies zu sagen. Danach fühlte sie sich deutlich ruhiger und getröstet. Es entstand eine Nähe, die uns zusammenrücken ließ. Sie lehnte sich an mich und ich hielt sie an den Schultern. Wenig später war sie wieder gefasst. Sie erzählte, dass ihr Sohn ihr etwas Schönes gesagt habe: „Jetzt ist Opa ein Engel und passt von oben auf uns auf und der lebende Opa von unten.“

Nach der Beerdigung rief ich Frau Pohl an und fragte, wie es ihr gehe. Sie meinte, sie fühle sich jetzt viel besser und sie bräuchte im Grunde keine weiteren Gespräche mehr. Daraufhin machten wir ein Abschiedsgespräch aus.

Bei meinem letzten Besuch wirkte Frau Pohl viel ruhiger und entspannter. Die Hilfe des Hospizvereins und auch unsere zwei Gespräche hatten ihr sehr gut getan, vor allem das imaginäre Gespräch mit dem Vater. Ich riet ihr, das Gespräch auch mit ihrer Tochter zu suchen, weil diese eventuell noch Unterstützung bräuchte. Sie bekam kindgerechte Bücher über das Sterben vom Hospizverein.

Ich fühlte Respekt für diese junge Frau, die schon als Kind die innere Verlorenheit ihres Vaters gespürt und versucht hatte ihn zu ‚behüten'. So wie sie es sich für sich selbst gewünscht hätte, ungeborgen zwischen den mit ihren Konflikten beschäftigten Eltern. Als Erwachsene hatte sie sich ein behütetes Zuhause mit ihren Kindern und ihrem Mann aufgebaut und ihren Vater mit hineingenommen.

Ich sagte ihr, dass sie mich gerne anrufen kann, wenn sie doch noch Hilfe brauchen sollte. Dies gab ihr genügend Sicherheit. Sie war eine starke Frau, die schon von Kind auf gelernt hatte, alleine zurechtzukommen.

Sie rief nicht mehr an.

Seelensang

Schöpfung des Augenblicks,
Lied der Seele,
Feuer der Sehnsucht,
Weite des Seins,
Herz Kurdistans.

N.G.

Seelensang

Sie saß nach Luft ringend auf der Bettkante.

Ich setzte mich vorsichtig neben sie und stellte mich vor.

Nach einem kurzen Moment des Schweigens, in dem ich mich auf ihre Atmung und damit ihre gesamte Situation einstellte, fragte ich sie nach ihrem Befinden. Wegen ihrer Kurzatmigkeit konnte sie nur mühsam sprechen. Aus ihren abgehackten Worten und meiner Einfühlung in ihre Situation wurde mir bald klar, dass sie mit dem Tempo der Ereignisse der letzten Monate in ihrem Leben nicht mitkam und buchstäblich keuchend hinterherrannte.

Vor eineinhalb Monaten hatte Frau Reicher, 65 Jahre alt, starke Luftnot bekommen. Seitdem war sie zur Diagnostik und Behandlung in der Klinik, also nicht mehr zu Hause. Es wurde ein Bronchialkarzinom diagnostiziert und sofort mit Chemotherapie behandelt. Die Folgen waren

Blutarmut und eine Verschlechterung der Nierenausscheidung. Da sie sehr abbaute, war sie vor einer Woche auf die Palliativstation verlegt worden. Dort erhielt sie Infusionen, die wiederum ihr geschwächtes Herz und die Nieren belasteten. Eine Dialysebehandlung war angesichts der Gesamtsituation nicht beabsichtigt und von der Patientin auch nicht gewünscht. Sie hatte dies in einer Patientenverfügung bestimmt.

Frau Reicher konnte ihre Situation noch gar nicht begreifen und war wie in einem seelischen Schockzustand. Als ich mitfühlend diese Vermutung aussprach, überlegte sie, nickte dann heftig mit dem Kopf und seufzte „Ja, jaah".

Wir verabredeten uns dann für zwei Tage später, da ihr das Sprechen im Moment sehr schwerfiel. Da sollte ich ihr vor allem zuhören. Vom Palliativteam erfuhr ich, dass sie bis dahin jedes Gespräch über ihre Erkrankung verweigert hatte.

Als ich sie wie ausgemacht besuchte, war sie zu müde, weil vor mir ihre Tochter zu Besuch da gewesen war. Ich kam später noch einmal. Auch da hatte sie ziemliche Atemnot und wirkte seelisch sehr belastet. Sie sagte: „Meine Eltern waren kalt und haben mich nicht verstanden."

Ich sah ihr in die Augen: „Da haben Sie sich sicher oft sehr einsam gefühlt." Damit drückte ich ihr unausgesprochenes Gefühl aus. Sie nahm meine hingehaltene Hand und hielt sie ganz fest. „In einer Notsituation hat mir Gott auch nicht geholfen“, rief sie.

Ich streichelte ihre Schulter und fasste ihre Gefühle in Worte: „Da waren Sie auch von Gott sehr enttäuscht.“

„Ja, jaah!“, keuchte sie, erleichtert, dass ich sie verstand. Sie neigte ihren Körper als Zeichen ihres Vertrauens in meine Richtung. Die Tränen wollten kommen, Frau Reicher konnte aber nicht weinen. Sie sagte immer wieder: „Ich kann nicht, ich kann nicht …“

„Sie müssen gar nichts tun, ich bin jetzt einfach für Sie da“, versuchte ich sie zu entlasten.

Die Erinnerung an ihre kalten Eltern und die Enttäuschung über Gott hatten sie sehr aufgewühlt und mich mit. Da sie erschöpft war und Trost brauchte, sang ich für sie: ein absichtsloses Summen und Singen, wie ein Wiegenlied. Diese Art des Singens entdeckte ich in meiner Meditation. Sie entsteht im Moment, indem ich mich auf die Töne und meinen Atem konzentriere und mich ganz auf sie einlasse. Das bringt mich ins Hier und Jetzt und zentriert. Der Raum wird weit und die Wahrnehmung verändert sich. Im Nachklang entsteht eine tiefe Stille und Ruhe, die über mich hinausgeht, und ich spüre dem Grundton des Lebens nach. Seelensang ist eine Sprache der Seele, die das Herz direkt anspricht.

Sie spricht vom Wesentlichen, von der Essenz des Seins. Das wirkt sich auf mich und die Patienten aus. Es öffnet sich ein heilsamer Raum, in dem Bitterkeit und Verzweiflung gehalten sind.

Am nächsten Tag erzählte mir die Krankenschwester, dass die Patientin die Nacht über sehr unruhig war und deshalb Beruhigungsmittel erhielt. Frau Reicher erkannte mich trotzdem, als ich eintrat. Ein ganz feines, kaum merkliches Lächeln zog über ihr Gesicht und erlosch gleich darauf. Sie konnte nicht sprechen. Sie hielt wieder ganz fest meine Hand. Ich sang für sie und saß einfach bei ihr.

Vier Tage später wurde sie in ein Einzelzimmer verlegt, da sie im Sterben lag. Sie war nicht mehr ansprechbar, reagierte auch nicht, als ich ihre Hand hielt. Da Sterbende bis zuletzt gut hören können, saß ich eine Dreiviertelstunde bei ihr und sang wieder für sie. Aus ihren wenigen Worten über ihre Vergangenheit wusste ich, dass sie mütterliche Zuwendung brauchte. Mein Singen konnte sie wie ein Wiegenlied erreichen und ihre Sehnsucht nach mütterlicher Annahme, die sie vermutlich ein Leben lang in sich getragen hatte, etwas stillen.

Schließlich kam ihre ältere Tochter. Sie wirkte ihrer Mutter gegenüber sehr mitfühlend und erzählte mir, dass sie geboren wurde, als ihre Mutter achtzehn Jahre alt war. Wegen der Schwangerschaft wurde ihre Mutter von der Stiefmutter an den Haaren die Treppe heruntergezerrt und aus dem Haus geworfen. Frau Reicher heiratete dann notgedrungen den Kindsvater. Die Ehe hielt nicht lange. Danach hatte sie dann noch einmal geheiratet und ein zweites Mädchen bekommen. Sie war Friseurin gewesen und das hatte sie gerne gemacht. Sie lebte alleine.

Die Tochter bestätigte mir, dass Frau Reicher nie über sich gesprochen hat und sich schwertat, ihre Gefühle zu benennen. Ich hatte ihre Gefühle in Worte übersetzt und damit mein Verständnis für sie gezeigt. Dies schaffte Ordnung und mehr Frieden in ihrer Innenwelt.

Frau Reicher starb noch am selben Tag an ihrer Nierenschwäche.

Angst vor Voodoo

Frau Achenbach hatte eine schöne Wohnung mit Aufzug in einem Hochhaus. Dort besuchte ich sie. Sie war 66 Jahre alt. Sie hatte zwei Töchter, die jüngere kümmerte sich um sie, zur älteren bestand seit über zehn Jahren kein Kontakt mehr. Bei unserem zweiten Gespräch nahm sie sich ein Herz und sprach über ihre Beziehung zu ihrer älteren Tochter.

„Meine Tochter erzählt Lügen über mich. Sie sagt, dass ich sie als Kind verprügelt und in den Keller gesperrt hätte. Bei meinem letzten Besuch bei ihr habe ich eine Stoffpuppe gesehen, in der viele Nadeln steckten. Meine Tochter sagte damals, das sei Voodoo." Sie senkte die Stimme, flüsterte fast: „Ich glaube, dass sie auch gegen mich eine solche Puppe durchbohrt. Deshalb bin ich krank geworden." Frau Achenbach sah dabei sehr unglücklich aus. Ich konnte mir vorstellen, wie schmerzhaft es ist, dies von der eigenen Tochter anzunehmen.

Vor einem halben Jahr war bei ihr ein Krebs der Bauchspeicheldrüse diagnostiziert worden. Bei der Operation wurde festgestellt, dass der Tumor bereits in andere Organe gewuchert war. So wurde der Bauch ohne einen weiteren chirurgischen Eingriff wieder geschlossen. Sie erhielt auch keine Chemotherapie mehr.

Wir wussten natürlich nicht, ob die Tochter tatsächlich Voodoo anwendete. Doch Frau Achenbach fügte sich selbst durch solche zerstörerischen Vorstellungen seelisch Schmerzen zu.

„Das ist ja eine schlimme Vorstellung. Haben Sie mit Ihrer Tochter darüber gesprochen?“, fragte ich.

„Nein. Vor Jahren habe ich vergeblich versucht, mit ihr in Kontakt zu kommen. Jetzt will ich nicht mehr“, sagte sie abwehrend.

Ich überlegte, wie ich ihr in dieser verfahrenen Situation helfen könnte. Deshalb regte ich an: „Schicken Sie Ihrer Tochter doch täglich innerlich **gute** Wünsche als Gegenmittel!“ Ich dachte, damit wäre sie geschützt vor ihren schlimmen Vorstellungen und könnte innerseelisch eine liebevollere Beziehung zu ihrer Tochter aufbauen. Frau Achenbach war erstaunt über diese Idee und wollte darüber nachdenken.

Binnen einer Woche hatte sie sehr abgebaut: Sie verspürte keinen Appetit mehr; ständige Übelkeit und Schmerzen nahmen sie auch seelisch sehr mit. Sie konnte sich noch gut selbst versorgen, doch hatte sie Angst, nachts alleine zu Hause zu sein. In ihren Gedanken wechselte sie zwischen Hoffnung und Hospiz.

Weihnachten wollte sie noch unbedingt mit Unterstützung ihrer Freundinnen zu Hause verbringen. Unausgesprochen blieb, dass es wahrscheinlich ihr letztes Mal sein würde. Sie hatte Bedenken, ihre Freundinnen um Hilfe zu bitten. Ich erklärte Frau Achenbach, dass es auch für ihre Freundinnen eine sehr kostbare Zeit sein könnte, weil sie gemeinsam viel voneinander lernen könnten.

Dies war unsere letzte Begegnung. Sie entschied sich, in einem Hospiz zu sterben.

Nicht immer ist es möglich, einen Konflikt direkt anzusprechen. Doch kann man selbst in eine versöhnlichere Haltung gegenüber dem anderen gelangen und sich befrieden.

Die geglückte Begleitung

Ein älterer Mann stand hustend am Hauseingang und rauchte. Er beobachtete mich beim Einparken. Gleich nachdem er mich nach kurzer Begrüßung ins Wohnzimmer begleitet hatte, bat seine Frau ihn, uns alleine zu lassen.

Ich war von der Palliativpflegerin zu Frau Veil gerufen worden, da sie als Tochter einer sterbenden Frau um ein Gespräch gebeten hatte. Inzwischen war ihre Mutter zu Hause gestorben. Frau Veil war eine korpulente Frau von 56 Jahren mit glatten braunen, langen Haaren, die gerne und ausführlich sprach.

„Ich habe meine Mutter bis zuletzt gepflegt, obwohl ich selbst auch nicht ganz fit bin. Ich hätte eigentlich zur Reha gehen sollen, wegen meinem Gewicht und den Gelenkbeschwerden. Ich habe das zweimal verschoben. Außerdem hatte mein Mann zwei Herzinfarkte dieses Jahr und vier Angehörige aus meinem Umkreis sind dieses Jahr verstorben."

Ich nickte mitfühlend und fragte mich, was nun bei der Fülle an Problemen in diesem Gespräch wohl ihr Thema sein würde.

„Bei meiner Mama wurde vor fünf Jahren ein Bauchspeicheldrüsenkrebs festgestellt. Drei Jahre war sie krebsfrei gewesen. Dann bekam sie Lungenkrebs. Ich habe sie seitdem fast zwei Jahre gepflegt. Ihr Lebensgefährte lief bei dieser Diagnose davon." Beim letzten Satz lächelte sie triumphierend.

„Da es meiner Mama immer schlechter ging, habe ich das letzte Dreivierteljahr bei ihr gewohnt. Mama war immer stark. Aber die letzten Monate bekam sie Angst. Ich durfte mich nicht weit von ihr entfernen. Trotz eigener Beschwerden musste ich funktionieren. Dennoch war es eine sehr schöne Zeit. Sie hat mich gebraucht, nur ich konnte sie beruhigen. Ich hatte sie ganz alleine für mich und sie war ganz lieb zu mir. Obwohl meine Schwester am Ende mitgeholfen hat, ist Mama in meinen Armen gestorben, gerade als meine Schwester sich eine Pause gegönnt hatte. Das gibt mir Seelenruhe." Sie holte tief Atem und sah mich auffordernd an.

Ich hatte inzwischen den Eindruck gewonnen, dass es Frau Veil um Anerkennung ihres großen Einsatzes ging, und zwar von mir als Fachfrau. Ich lächelte sie an: „So eine geglückte Begleitung eines Angehörigen wünschen sich viele Menschen. Sie haben das sehr gut gemacht. Diese Erfahrung von großer Nähe mit ihrer Mutter wird Sie als wunderschöne Erinnerung immer stärken und Sie auch in Ihrer Trauer trösten."

Sie nickte zufrieden: „Ja, das ist gut, denn ich habe Angst vor der nächsten Zeit, da Mama nicht mehr da ist. Sie hat mich gebraucht!" Ohne Pause fügte sie hinzu: „Mein Sohn ist seit seiner Jugend alkoholkrank. Seine Freundin Andrea wollte, dass ich mich um ihn kümmere, da er mit Selbstmord gedroht hat. Wissen Sie, mein Vater hat sich erhängt. Er war auch alkoholkrank. Ich habe ihn gefunden, da war ich 16 Jahre alt. Das vergesse ich nie. Danach habe ich eine Psychotherapie gemacht und nehme seitdem Antidepressiva, obwohl ich die nicht mehr will."

Ich fühlte mich bei so viel Unglück in ihrem Leben bedrückt. Wie hatte sie das alles geschafft?

„Ich habe der Andrea gesagt, wenn mein Sohn mit Selbstmord droht, dann muss sie die Polizei rufen. Ich übernehme das nicht mehr. Ich will mich jetzt um mich kümmern."

Ich atmete auf. Diese Frau hatte neben ihren vielen Problemen mit dem alkoholkranken Sohn und ihrem trotz seiner Herzinfarkte rauchenden Mann viele seelische Kraftquellen.

„Sie machen das sehr gut. Jetzt ist es Zeit, dass Sie sich um sich selbst kümmern und zur Reha gehen. Dort könnten Sie überprüfen, ob Sie die

Antidepressiva noch brauchen, denn diese machen oft Übergewicht. Und wenn Sie zu Hause sind, können Sie eine Trauergruppe besuchen. Es wäre für Sie und Ihren Sohn hilfreich, wenn Sie zu einer Angehörigengruppe von alkoholkranken Menschen, z.B. Al-Anon gehen. Seine Freundin könnten Sie mitnehmen. Dort sitzen Angehörige, die dasselbe Problem wie Sie haben. Dort können Sie viel über den hilfreichen Umgang mit Alkoholikern lernen. Ich bin beeindruckt, was Sie alles schon geschafft haben."

Sie lächelte mich zufrieden an. Bald verabschiedeten wir uns mit meiner Zusicherung, dass sie mich anrufen darf, falls sie es brauchen sollte.

Ich fuhr nach Hause.

In der Nacht wachte ich um drei Uhr auf und konnte nicht mehr schlafen. Als Aufstehen, eine Tasse warme Milch und eine Wärmflasche nicht halfen, spürte ich nach, was mich innerlich so in Unruhe versetzte. Mir fielen Frau Veil und ihre geglückte Sterbebegleitung ein. Da verstand ich plötzlich und musste sehr weinen: Vor vielen Jahren konnte ich meine demente Mutter nicht bei mir aufnehmen, weil es wegen meiner Lebensumstände nicht möglich war. Als sie nach einigen Jahren im Pflegeheim im Sterben lag, übernachtete ich in ihrem Zimmer auf einer Matratze auf dem Boden. Doch sie starb am nächsten Tag, ohne dass ich dabei war. Ich hätte so gerne eine größere

Nähe zu meiner Mutter gehabt und diese Nähe auch ihr ermöglicht. Als ich schließlich in meiner Trauer meine Liebe zu ihr erkennen konnte, war ich getröstet und wusste, dass sie hinter mir steht und das Beste für mich wünscht.
Danach konnte ich wieder einschlafen.

Der Falltraum

„Meine Lebensgefährtin und ich haben eine Streitbeziehung und können nur schwer Konflikte miteinander lösen." Herr Elmer zögerte kurz, um seine Gedanken zu ordnen, und wägte wohl ab, wie viel er preisgeben wollte.

„Vor meiner jetzigen Beziehung hatte ich vor vielen Jahren eine erste Liebesbeziehung. Leider ließ ich sie zu Ende gehen, weil ich nicht erkannte, wie wichtig sie mir war. Ich war einfach zu jung. Ich trauere ihr immer noch nach.

Das spürt meine Lebensgefährtin und ist eifersüchtig auf Patientinnen, die mich an meine Jugendliebe erinnern."

Er seufzte: „Deshalb fühle ich mich in meiner Beziehung oft überfordert. Wir sind seit sechs Jahren zusammen."

Der 42-jährige Herr Elmer, von Beruf Allgemeinarzt, war mir bereits als Kursteilnehmer der Weiterbildung für Psychotherapie bekannt und suchte mich in meiner Praxis auf. Vor sechs Wochen wurde bei ihm ein Lungenkrebs mit Streuung in die Lymphknoten des Brustkorbs und des Bauches diagnostiziert. Seine Erkrankung war nicht mehr heilbar. Angesichts der begrenzten Zeit, die ihm noch blieb, wollte er Probleme, die ihn belasteten, angehen und sein Leben in Ordnung bringen. Ich war erstaunt und sehr berührt, wie sachlich und tapfer er seine tödliche Erkrankung trotz seiner erst 42 Jahre annahm.

Er hatte den Wunsch nach einer Aussprache mit seiner Jugendliebe, um sich von ihr verabschieden zu können. Aus Angst vor der Eifersucht seiner Lebensgefährtin traute er sich aber nicht. Wegen der heftigen Gefühlsausbrüche und Aggressionen seiner Partnerin und auch der Angst, von ihr verlassen zu werden, passte er sich übermäßig an und verdrängte eigene Wünsche und Bedürfnisse. Er flüchtete sich dann oft ins Schweigen und zog sich zurück. Dies wiederum förderte die Wut seiner Lebensgefährtin, weil sie von ihm enttäuscht war.

Sie war ihm auch „böse“, da sie sich wegen seiner Krebserkrankung und seinem möglichen Tod mit Verlassenheit bedroht fühlte. Ihre Hilflosigkeit konnte sie nur über Aggressivität ausdrücken und ertragen.

Im Angesicht des Todes stand ihm die ungeklärte Situation mit seiner Jugendliebe bei seiner nun drängenden Lebensplanung im Wege. Er hatte deshalb Schuldgefühle und hielt sich für einen Versager. Um seine Gefühle für diese Jugendliebe zu klären, ermutigte ich ihn in der nächsten Therapiesitzung, ein imaginäres Gespräch mit ihr zu führen.

„Stellen Sie sich vor, sie wäre hier. Wo würde sie sitzen?" Ich gab ihm Zeit, sich das ganz konkret in meinem Therapiezimmer vorzustellen. Er zeigte auf den Stuhl links neben sich.

„Was möchten Sie ihr sagen?"

„Dass ich damals dumm war und es mir leidtut, sie ohne Aussprache verlassen zu haben."

„Genau das sagen Sie ihr jetzt in Ihrer Vorstellung." Als er dies tat, wurde er ganz traurig.

„So viel verlorene Zeit, die nicht aufholbar ist", seufzte er. Nach einer Pause atmete er tief durch und richtete sich auf: „Ich habe durch das direkte Sprechen mit ihr gemerkt, dass ich sie noch mal sehen möchte und mich von ihr diesmal richtig verabschieden will."

Nachdem er durch dieses imaginäre Gespräch seine Gefühle gespürt und geklärt hatte, fand er den Mut, sie schließlich anzurufen.

Er wagte eine persönliche Begegnung und Aussprache mit ihr, die ihn sehr erleichterte.

Danach konnte er sich klarer auf seine Lebensgefährtin einlassen. Er fühlte sich nun frei und bat sie um ihre Hand. Trotz ihrer häufigen Konflikte und dem Fortschreiten seines Krebses heiratete das Paar, einige Tage nachdem sein rechter Lungenflügel entfernt werden musste.

Nach etwa zehn Monaten ging es Herrn Elmer schlechter, sodass er ins Krankenhaus musste. Ich besuchte ihn dort. Die Beziehung des Ehepaars wirkte deutlich entspannter und liebevoller. Er erzählte auf Anregung seiner Frau angstvoll von einem Albtraum: Er fiel von einem hohen Haus in die Tiefe, offenbar ein Symbol für seinen Tod.

Nachdem ich mich in seine Traumsituation hineinversetzt hatte, fragte ich ihn voller Mitgefühl: „Was würde Ihnen in dieser Situation helfen?"

Er schloss die Augen und dachte kurz nach: „Wenn mich Mutter Maria auffangen würde."

Da ich wusste, dass es hilft, sich auf das Bedürfnis hinter der Angst einzulassen, riet ich ihm: „Stellen Sie sich genau das vor."

Er schloss wieder die Augen und nach einiger Zeit entspannte sich sein Gesicht und er sah friedlich aus. Da wusste ich, dass er in seiner Vorstellung von Mutter Maria aufgefangen war.

Einer Angst steht meistens ein Wunsch oder Bedürfnis gegenüber, das man sich aus verschiedensten Gründen versagt. In diesem Fall vielleicht die Vorstellung, nicht würdig zu sein, von Mutter Maria gehalten zu werden. Oder der Glaube, dass es gar nicht geht, da es ja nicht in der Alltagsrealität präsent ist. Doch wir haben auch eine innere Realität, wie im Traum, in der alles möglich ist.

Allein mein Vorschlag gab Herrn Elmer implizit die Erlaubnis und die Möglichkeit, sich seinen Wunsch hinter seiner Angst zu erfüllen. Es ist hilfreich, sich die Wünsche und Bedürfnisse hinter der Angst klarzumachen und sie sich zuerst in der Vorstellung zu erlauben. Doch das kann tabuisiert sein. Dann muss man sich erst um das Hindernis kümmern, bevor eine positive Vorstellung möglich ist.

Am nächsten Tag feierte Herr Elmer im Krankenhaus im Kreis seiner Familie und seiner Freunde seinen letzten Geburtstag. Seine Frau hatte alles liebevoll organisiert.

Am Tag darauf starb er friedlich.

Die letzten Worte

Frau Idlip traf eine für sie schwierige Entscheidung, denn sie beschloss, nur noch eine palliative, d.h. nur mehr der Symptomlinderung und nicht mehr der Heilung dienende, Chemotherapie und weitere Bestrahlungen durchführen zu lassen. Unser Gespräch fand in ihrem Zimmer auf der Palliativstation statt.

Nach der Entscheidung fühlte sie sich etwas besser. Da sie nicht erleichtert aussah, fragte ich sie, was sie noch auf dem Herzen habe. Nach kurzem Zögern entschloss sie sich, offen mit mir über das zu reden, was sie am meisten belastete:

„Ich bin krank, seit ich meinen Mann ganz unerwartet am Morgen neben mir im Bett tot vorfand. Er hatte eine Herzmuskelentzündung."

Es war in ihrem Gesicht sichtbar, wie erschüttert sie damals war. Ich fragte: „Was genau ist für Sie am schlimmsten?" Nach dem Schlimmsten zu fragen führt oft weiter, da diese Situationen den Menschen deutlich präsent sind.

„Die Einsamkeit am Abend. Vor allem fehlt er mir beim Fernsehen, denn da saß er immer an meiner Seite." Sie klopfte dabei auf den Platz an ihrer linken Seite.

Ich wartete, da raumgebendes Schweigen die Menschen zum Reden anregt.

„Und er liegt nicht mehr neben mir im Bett." Nach einer weiteren Pause:

„Am schlimmsten ist, dass ich mit ihm gestritten habe, weil er seine Medikamente wieder mal nicht eingenommen hatte. Ich musste deshalb schon den Hausarzt rufen, damit er ihn ermahnt und er sie dann endlich schluckt. Dieser Streit waren meine letzten Worte an ihn."

Sie sah dabei sehr traurig aus.

Wissend, dass sehr viele Menschen innerlich mit ihren Verstorbenen reden, fragte ich: „Sprechen Sie manchmal mit Ihrem Mann?"

„Ja, aber nicht darüber."

„Aber genau das könnte Ihnen guttun", ermunterte ich sie. Sie nickte.

Ich bat Frau Idlip direkt zu ihrem Mann zu sprechen. Durch die direkte Ansprache wurde das Gespräch ins Hier und Jetzt geholt und konnte dadurch auch ihre Gefühle hervorbringen. Sie sollte laut sprechen, damit ich hören konnte, was sie sagte, und sie unterstützen konnte. Das war für sie ungewohnt.

Leise, mit hängendem Kopf sagte sie: „Es tut

mir leid, dass ich dich an unserem letzten Abend geschimpft habe."

Um ihr zu zeigen, dass ich sie verstand, fügte ich hinzu: „Weil Sie sich doch große Sorgen um ihn gemacht haben."

Da kamen schon die lösenden Tränen. „Du fehlst mir so", sagte sie weinend zu ihm.

Ihre sehnsüchtige Liebe berührte mich sehr. Das Gespräch tat ihr sehr gut und sie war sehr dankbar. „Ich muss wohl noch öfter mit meinem Mann so reden." Ich bestärkte sie darin. Sie wirkte in ihrer ganzen Ausstrahlung wie befreit.

Frau Idlip war 76 Jahre alt und hatte einen Harnleiterkrebs mit Streuung in die Knochen. Mit dem Fortschreiten der Erkrankung erlitt sie deshalb mehrere Brüche im Becken und erhielt dort zur Linderung ihrer Schmerzen Bestrahlungen. Sie lebte alleine. Ihre beiden erwachsenen, berufstätigen Töchter wollten sie, solange es ging, zu Hause versorgen. Für später war auch eventuell ein Aufenthalt im Hospiz geplant. Über das Sterben konnte sie offen mit ihren Töchtern sprechen.

Bald nach unserem Gespräch brach sie wegen Übelkeit und Erbrechen die Chemotherapie und die Bestrahlungen ab. Sie sagte, sie sei jetzt mit ihrem Tod einverstanden, sie habe lange genug gelebt.

Ich denke, dieses imaginative Gespräch mit

ihrem Mann hat Frau Idlip auch das Sterben erleichtert, da sie weniger Schuldgefühle und damit weniger Angst hatte, ihrem Mann im Jenseits zu begegnen. Sie sprach in diesem Gespräch das an, was zwischen ihr und ihrem Mann stand. Und sie merkte dabei, dass er ihr nicht böse war. Jetzt konnte sie zu ihm gehen.

Wenn ich dieses Leben überstehe,
ohne zu sterben,
wäre ich überrascht.

MULLAH NASREDDIN

„Der Boandlkramer"

„Wissen's Frau Doktor, i will ned sterben. Des is doch vui zu frua! I bin erst sechzig. Wissen's, nach dem Tod is ja nix mea. I find des soo unrecht." Frau Kramer sah mich Zustimmung heischend an. Ihr herzhafter oberbayerischer Dialekt brachte mich zum Lächeln. Gleichzeitig spürte ich, wie sehr sie gegen ihr Schicksal kämpfte.

Ich wurde von der Palliativstation zu Frau Kramer gerufen, weil sie häufig den Schwestern gegenüber ihren Unmut über den nahenden Tod und ihre Sterbensangst äußerte. Da sie zu Hause wegen häufiger Übelkeit und Oberbauchschmerzen nicht mehr essen und trinken konnte, war sie zur Symptomlinderung wieder auf Station aufgenommen worden.

Im Laufe unseres Gesprächs kamen wir auch auf die Geschichte vom Brandner Kaspar zu sprechen, der den Tod mehrfach überlistet hatte. Schließlich sagte der Tod, selbst vom lieben Gott ermahnt, seine Aufgabe ernster zu nehmen, zu ihm: „Du kannst ja mal mit ins Paradies kommen, und wenn es dir dort gar nicht gefällt, dann verspreche ich dir, dass du zurückkehren darfst."

Dem Brandner Kaspar gefiel es aber im Paradies so gut, da er seinen Dackel, seine Frau und andere Angehörige wieder traf, dass er nicht mehr auf die Erde zurückwollte. Diese Geschichte schien ein Lieblingsstück von Frau Kramer zu sein. Wir lachten bei der Überlistung des „Boandlkramers" (des Todes) sehr fröhlich.

Mein Verständnis für ihre Angst und meine Anerkennung ihrer Offenheit gegenüber Abschied und Tod taten ihr sichtlich gut. Sie war in einem Abschiedsvorgang von ihrem Leben und zeigte dies im Gegensatz zu vielen Menschen ganz offen und machte nicht alles mit sich alleine aus. Die Schwestern auf der Station bat ich, Frau Kramer für ihren offenen Umgang mit Angst und Sterben anzuerkennen. Ihr Klagen hatte offenbar die Funktion zu zeigen, wie tapfer sie im Umgang mit ihrer Krankheit war.

Sie litt unter einem Krebs der Bauchspeicheldrüse, der Tochtergeschwülste in vielen Organen und den Knochen gebildet hatte. Dies war vor anderthalb Jahren entdeckt worden. Sie wurde daraufhin operiert und erhielt in der Folge mehrere Chemotherapien. Unter der neuen medikamentösen Behandlung auf der Palliativstation konnte sie bald wieder Normalkost zu sich nehmen. Im

Ultraschall und der Computertomographie war jedoch ein deutliches Fortschreiten des Tumors festzustellen.

Frau Kramer lebte zusammen mit ihrem Mann im eigenen Haus. Sie hatte ihre zwei Kinder aus erster Ehe alleine großgezogen und war Oma eines zweijährigen Enkelkindes. Von ihrem Ehemann fühlte sie sich gut verstanden. Ihre Beerdigung einschließlich Grabrede und Musik hatte sie schon mit ihm besprochen.

Sie war mehrere Jahre in psychotherapeutischer Behandlung wegen einer Krebsangst. Jetzt hatte sie die Vorstellung, dass ihre Krankheit eine Strafe sei, weil sie ihre Kinder, als diese noch klein waren, mit dieser Angst tyrannisiert habe. Ihre Krankheit als eine Sühne für begangenes Unrecht zu sehen, gab ihr einen Sinn für ihr Leiden.

In einem weiteren Gespräch mit Frau Kramer hätte ich gerne ihre Vorstellung vom furchtlosen Brandner Kaspar als seelische Kraftquelle genutzt. Ich hätte sie gerne gefragt, wie er es schaffte, so gar keine Angst vor dem Tod zu haben und sogar mit dem Tod über seine Lebensspanne zu verhandeln. Leider kam es zu keinem weiteren Gespräch, da sie vorher nach Hause entlassen wurde.

Geplant war, dass sie zu Hause sterben sollte. Aber als es ihr einige Wochen später akut schlechter ging, wollte sie in die Klinik und verstarb auf dem Weg dahin im Krankenwagen. Sie hatte wohl versucht, dem „Boandlkramer“ ein letztes Mal ein Schnippchen zu schlagen, und hatte bis zur letzten Minute verhandelt.

Der Brief an die Kinder

Er saß im Rollstuhl und wartete mit gesenktem Kopf auf dem Altenheimflur auf mich.

Herr Gruber war 80 Jahre alt und seit ca. einem Jahr im Pflegeheim. Er bekam letztes Wochenende plötzlich schlimme Unterleibschmerzen, die eine Folge seines Prostatakarzinoms waren. Sie konnten vom Team der ambulanten Palliativbetreuung mit einem Schmerzpflaster gut unter Kontrolle gebracht werden. Sie baten mich, ihn zu besuchen, da er ein großes seelisches Leid hatte: Er sehnte sich nach besserem Kontakt zu seinen Kindern.

Bei unserem Gespräch merkte ich, dass Herr Gruber offenbar eine beginnende Altersdemenz hatte, die sich in Wortfindungsstörungen, Gedächtnisstörungen und Schreibstörungen bemerkbar machte. Doch nach einiger Zeit sprach er flüssiger. Er sagte: „Ich möchte so gerne wieder Spaß mit meinen Kindern haben. Ich verstehe gar nicht, warum sie nicht kommen. Da muss man doch was machen! Durch das Nichtstun verkümmere ich immer mehr."

Ich versuchte herauszufinden, ob es irgendeinen Grund für dieses Fernbleiben der Kinder gab. In seiner Vorgeschichte gab es kein Alkoholproblem, auch sonst war nichts Schlimmes vorgefallen. Er war verheiratet und war mit seiner Frau oft verreist, auch nach Thailand, was eine kleine Figur in seinem Zimmer bezeugte. Seine Frau hatte ihn später verlassen, weil sie einen anderen Mann kennengelernt hatte. Das sagte er ohne großes Bedauern oder Groll.

Die Schwester erzählte, dass der Sohn, die Tochter und das Enkelkind am Anfang fast täglich gekommen waren und jetzt seit Monaten gar nicht mehr. Auch war die Altenpflegerin verstört, weil die Tochter, als sie sie wegen der Schmerzen des Vaters anrief, sagte, sie möchte nicht am Wochenende wegen solcher Lappalien gestört werden. „Der Zustand von Herrn Gruber hat mich an dem Wochenende zu Tränen gerührt, obwohl ich jetzt seit 30 Jahren Altenpflegerin bin."

Nachdem ich geklärt hatte, dass es offenbar kein wesentliches Hindernis gab, griff ich Herrn Grubers Anfangsworte auf: „Da muss man was machen. Warum rufen Sie Ihren Sohn nicht an?" Er schaute zu Boden und sagte leise: „Ich habe Angst, etwas Falsches zu sagen." Daraufhin schlug ich vor, dass er einen Brief schreiben könnte. Er sah mich ängstlich an: „Das kann ich nicht.“ Das Bewusstsein über seine schwindenden Fähigkeiten verunsicherte ihn.

Seine Angst, verstärkt durch seine beginnende Demenz, und seine durchscheinende Sehnsucht rührten mich: „Ich helfe Ihnen dabei. Zusammen schaffen wir das.“ Damit war er einverstanden.

„Was möchten Sie denn Ihrer Tochter schreiben?“ „Dass ich mich nach ihr sehne, dass ich sie lieb habe.“ „Genau das schreiben Sie ihr.“

Es war ein mühevoller Vorgang. Ich half ihm beim Schreiben mancher Buchstaben, da er sich nicht an sie erinnerte oder seine Finger zu ungeschickt waren, und bestärkte ihn in dem, was er schreiben wollte.

Im Brief an die Tochter stand am Ende Folgendes: Liebe Flora, ich sehne mich so nach dir, weil ich dich liebe. Bitte, bitte besuche mich. Dein Papa.

An den Sohn schrieb er: Lieber Michael, ich hätte so gerne einen Besuch von dir. Ich sehne mich nach dir. Dein Papa.

Danach murmelte er: „Ich habe ihm zu selten gesagt, dass ich ihn liebe.“ Erfreut ermutigte ich ihn: „Das schreiben Sie auch noch darunter!“

Am Ende war Herr Gruber deutlich erleichtert, da er etwas getan hatte. Er fühlte sich besser.

Ich nahm die Briefe mit und schrieb dann zu Hause auf zwei Briefkuverts die Adressen, klebte Briefmarken darauf und schickte sie weg. Ich hoffte sehr, dass diese zwei Briefe ein Anstoß für seine Kinder würden, ihn wieder zu besuchen. Er selbst war wegen seiner beginnenden Demenz unfähig gewesen, alleine diese Briefe zu schreiben.

Später erfuhr ich, dass die Kinder ihn besuchten und die Tochter das Wochenend-Telefonverbot aufgehoben hatte.

Ich war sehr froh und erstaunt, wie wenig es manchmal bedarf, um ein Problem zu lösen und einen Menschen glücklich zu machen.

Die Liebe stärken

Es war völlig unklar, ob er mit mir sprechen wollte.

Als ich ins Zimmer trat, blickte er genervt zu mir her. Zu viele fremde Menschen, Mitarbeiter der Klinik, hatten ihn bereits nach seiner Verlegung auf die Palliativstation im Laufe des Vormittags angesprochen. Die Sozialarbeiterin hatte mir mitgeteilt, dass Frau Junker völlig verzweifelt war, da sie sich nicht vorstellen konnte, neben ihrem Vollzeitjob ihren Mann zu Hause zu pflegen. Deshalb wollte sie ihm gerne einen Hospizplatz organisieren. Doch ihr Mann weigerte sich, er wollte unbedingt nach Hause.

Vor drei Jahren wurde bei Herrn Junker ein Krebs des Harnleiters festgestellt und chemotherapeutisch behandelt. Er wurde operiert und erhielt einen künstlichen Ausgang. Danach ging es ihm bis vor einem halben Jahr gut. Jetzt war der Tumor weiter gewachsen und verschloss seinen Darm fast vollständig. Er litt an Übelkeit und Erbrechen und konnte nur mehr künstlich ernährt werden.

Bislang lag er auf einer Inneren Station und wollte aus Angst auf keinen Fall auf die Palliativstation daneben verlegt werden. Dieser Haltung begegne ich öfter, da bei der Bevölkerung die Vorstellung vorherrscht, dass die Tür zur Palliativstation die letzte Tür vor dem Eintritt in den Tod ist. Im Gegensatz dazu hat die Palliativmedizin die Aufgabe der Symptomlinderung und ist darauf spezialisiert. Die Patienten werden meist nach kurzer Zeit in deutlich besserem Zustand nach Hause entlassen.

Da die Symptome von Herrn Junker auf der Inneren Station nicht besser wurden, konnte die Sozialarbeiterin ihn schließlich zu einer Verlegung auf die Palliativstation überreden. Für ihn war dies ein verzweifelter Schritt.

Trotz seiner abweisenden Haltung stellte ich mich vor und erklärte, dass mich die Sozialarbeiterin hinzugezogen hatte. Zum Glück kam mir seine Frau zu Hilfe und platzte heraus: „Wir haben uns gerade wegen dem Hospiz gestritten." Er verteidigte sich: „Ich will meine Hoffnung auf Besserung nicht aufgeben. Sonst hat doch das Ganze gar keinen Sinn mehr." Mit seiner Zustimmung zur Verlegung auf die Palliativstation hatte er einen Riesenschritt gemacht und fühlte sich durch die Forderung seiner Frau in die Enge getrieben.

„Natürlich dürfen Sie Ihre Hoffnung nicht aufgeben. Das kann ich sehr gut verstehen." Dabei sah ich ihn an. Nach einer kurzen Pause fuhr ich fort: „Allerdings verstehe ich auch Ihre Frau, die ganz eindeutig sagt, dass sie nach einem Acht-Stunden-Arbeitstag nicht auch noch Ihre Pflege übernehmen kann."

Erklärend fügte Frau Junker hinzu: „Wir sind auf mein Einkommen angewiesen, da mein Mann selbstständig war und sein Gewerbe wegen der Krankheit vollständig aufgeben musste. Wir können uns deshalb auch keine 24-Stunden-Kraft leisten, die während meiner Abwesenheit bei ihm wäre."

Sie hatte wegen der Anerkennung eines Pflegegrades die Beihilfestelle angerufen. Das Gespräch mit der Sachbearbeiterin war für sie sehr schwer, da sie die Situation und den Gesundheitszustand ihres Mannes erklären musste und sie ihre Gefühle dabei nicht zurückhalten konnte. Die Sachbearbeiterin hatte aber nur abweisend geantwortet und auf den Medizinischen Dienst verwiesen. Auch bei dieser Erinnerung fing sie an zu weinen.

Herr Junker merkte an den Tränen seiner Frau, wie belastet sie war, und fühlte sich schuldig: „Das ist mir alles zu viel."

Das glaubte ich ihm und wollte ihm eine Pause gönnen: „Wenn Sie jetzt mit mir nicht weitersprechen möchten, dann gehe ich. Das ist völlig in Ordnung."

Aber er wollte weiter im Gespräch bleiben. Ich erklärte ihm, da ich mir die Situation seiner Frau gut vorstellen konnte: „Ihre Frau macht sich in der Arbeit große Sorgen, wenn Sie alleine zu Hause sind."

Er meinte: „Bis jetzt ist es doch auch gegangen. Warum sollte das alles jetzt nicht mehr gehen? Vor sechs Jahren habe ich endlich den Bungalow, den ich mir so sehr gewünscht habe, gebaut und alles für meine Frau in Ordnung gehalten, wenn sie nach der Arbeit nach Hause kam."

Ich spürte so deutlich die Liebe zwischen den beiden und wollte sie stärken, auch angesichts der schweren Zeiten, die noch kommen würden.

Ich sah beide an und fasste zusammen: „Ihre Frau macht sich Sorgen, wenn Sie alleine zu Hause sind, und Ihr Mann möchte Ihnen ein gemütliches Zuhause bereiten, wenn Sie müde von der Arbeit nach Hause kommen. Das machen Sie beide doch aus Liebe."

Beide nickten und sahen sich an. Herr Junker erwiderte, zu mir gewandt, dass er die Liebe seiner Frau durchaus sieht. Ich bat ihn, dies direkt seiner Frau zu sagen, damit seine Worte sie auch in ihren Gefühlen erreichten.

Als er dies tat, fing sie an zu weinen: „Du wolltest ja bisher überhaupt nicht über unsere

Situation mit mir reden und hast mir den Rücken zugewandt und zum Fenster rausgeschaut, sobald ich dieses Thema angeschnitten habe.“ Sie schaute ihn verletzt an. Er blickte halb liebevoll, halb schuldbewusst zurück.

Ich verwies auf die Gegenwart, damit sie das Positive, das gerade geschah, sehen konnten: „Wir sind gerade dabei, genau über dieses schwierige Thema, wie es weitergehen soll, zu reden, und ich erlebe Ihren Mann im Moment sehr offen.“

Das stärkte ihn und sie spürten auch, dass ich mit beiden mitempfand.

„Sie, Herr Junker, haben ein Anrecht auf Hoffnung und gleichzeitig wäre es sehr schwierig, wenn es plötzlich zu Hause doch zu einer Komplikation käme, während Sie alleine sind.“

Das hörte er sich immerhin ruhig an. Nach kurzer Stille stimmte Herr Junker schließlich zu, den Hospizantrag zu unterschreiben. Aber er wollte es auf jeden Fall zu Hause noch mal ausprobieren.

Sie konnten sich dann in Ruhe anschauen und gaben sich nach einer Weile die Hand als Zeichen ihrer größeren Nähe. Es war deutlich, dass mehr Frieden zwischen ihnen herrschte. Sie beschlossen, Arm in Arm gemeinsam zum Palliativkaffee zu gehen. Das Palliativkaffee wurde vom Hospizverein organisiert mit selbst gebackenem Kuchen für die Patienten und ihre Angehörigen.

Herr Junker sagte mir, dass ich ihm sehr sympathisch wäre und dass er, wenn er Bedarf hätte, noch mal mit mir sprechen würde. Es war ein sehr anrührendes Gespräch, da jeder im Grunde aus Liebe zum anderen sich sehr bemühte und stritt.

Ich war glücklich, beide so gut verstanden zu haben. Herrn Junker half es sehr, zu spüren, dass er seine Hoffnung auf Besserung bewahren durfte, auch wenn er dem Hospizantrag zustimmte.

Das war, glaube ich, der Türöffner.

Meine Sehnsucht
ist ein Spiegel
Deiner Fülle.

N.G.

Der verlorene Glaube

Als ich meine Praxistür öffnete, stand ein hochgewachsener, alter Herr mit großen blauen Augen im abgemagerten Gesicht vor mir. Er sah sehr blass aus. Er setzte sich vorsichtig in meinem Behandlungszimmer in den Sessel.

Herr Glöckler war 71 Jahre alt und Psychiater. Vor vier Jahren bekam er ein Prostatakarzinom, das ihm in einer sehr aggressiven Weise „immer mehr die Kräfte" raubte.

„Ich habe das ganze Programm der Behandlung durchgemacht und bekam in Tübingen als Folge einer Antikörpertherapie Übelkeit, Herzrhythmusstörungen und Multiorganversagen. Deshalb wurde ich im Herbst letzten Jahres in der Intensivstation behandelt. Als Organmediziner habe ich die seelische Seite meiner Erkrankung nicht beachtet. Jetzt will ich die psychischen Hintergründe meiner Erkrankung anschauen."

Dies klang ganz so, als wollte er nicht sehen, dass er nicht mehr viel Zeit hatte. Sein Aussehen zeigte mir, dass es eher darum ging, das mögliche Sterben anzuschauen. Ich fasste mir ein Herz, da es mir schwerfiel, das schmerzliche Thema anzusprechen: „Natürlich ist es wichtig, die Hoffnung auf Besserung zu bewahren, doch was ist, wenn es zu Ende geht?“ Diese Frage sollte uns das Feld für das Not-wendige öffnen.

Er stutzte. Dann senkte er seinen Kopf und schwieg eine Weile. Ich begann mich zu fragen, ob ich sein Sterben zu direkt angesprochen hatte.

Schließlich hob er seinen Kopf und sah mich an. „Vor zehn Monaten wurde mir gesagt, dass ich noch eine Lebenserwartung von ein paar Monaten habe. Die sind vorbei. Ich kann sehr gut verdrängen.“

Ich atmete auf, da ich ihn offenbar nicht überfordert hatte und er sich auf dieses schwere Thema einlassen wollte.

„Wie geht es Ihnen dabei?“

„Mit meinem Leben bin ich zufrieden. Ich habe zwei erwachsene Söhne und zwei Enkel und habe viel in meinem Leben erreicht.“

Da er nicht viel Zeit hatte, konnte ich ihm auch nicht viel Zeit geben und fuhr fort:

„Was wäre das Schlimmste, wenn Sie sterben müssten?“

Er schaute mich erstaunt an und überlegte kurz: „Das Schlimmste wäre, meine Lebensgefährtin alleinzulassen. Sie hat ihren Mann durch einen plötzlichen Herztod verloren, damals waren ihre Kinder zehn und zwölf Jahre alt."

Ich beschloss, mit ihm auf die Suche in seiner Lebensgeschichte zu gehen, warum gerade diese Vorstellung über das Alleinsein seiner Gefährtin ihn so belastete.

Er war seit 15 Jahren mit ihr zusammen. Sie lebten in ihrem Haus sehr glücklich miteinander. Die Kinder von beiden aus vorherigen Ehen waren seit Längerem ausgezogen. Die Mutter des Patienten starb an Brustkrebs, als er 18 Jahre alt war. Er war der Nachzügler und hatte eine sehr intensive Beziehung zu seiner Mutter, zumal er mit dem Vater eher auf Kriegsfuß stand. Dieser war sehr pragmatisch und gefühlsfern. Seine Mutter verstand seine Gefühle und hatte ihn auch vor dem Spott seiner drei älteren Brüder geschützt, die ihn als Kind immer wieder ausgelacht hatten.

Ich fragte ihn, wie es ihm als 18-Jährigen nach dem Tod der Mutter ging.

„Ich war sehr, sehr verlassen, mutterseelenallein und hatte das Gefühl, jetzt erwachsen werden zu müssen. Deshalb habe ich den inneren Kontakt zu meiner Mutter abgebrochen."

Da ich seine große Angst, seine Gefährtin durch seinen Tod allein zurückzulassen, auch als Projektion seines eigenen Gefühls von großer Verlassenheit nach dem Tod seiner Mutter sah, bat ich ihn, sich als 18-jährigen Jugendlichen vorzustellen. Dabei sollte er ihn ganz konkret im Praxiszimmer sehen.

Ich fragte auch, was die Person angezogen hat, damit mein Patient sich deutlicher erinnern und noch Unbewusstes sich darstellen konnte. Das fiel ihm leicht. Der 18-Jährige saß nach seiner Beschreibung ganz allein, zusammengesunken uns gegenüber auf dem Sofa. Er wirkte sehr traurig auf mich.

„Was würde ihm helfen?“, fragte ich nach einer kleinen Pause. Diese Frage stelle ich oft, da ich das unerfüllte Bedürfnis hinter der Traurigkeit erfahren will. Er meinte zögernd: „Wenn jemand ihn verstehen würde.“

„Ihre Mutter hat Sie doch immer verstanden.“ Als er nickte, bat ich ihn, in seiner Vorstellung genau zu modellieren, was die Mutter tun würde, um ihm zu helfen.

Er setzte seine Mutter rechts neben sich und sie berührte sanft seine Schulter. Dieses Bild war für ihn wunderbar tröstlich. Er fing an zu weinen: „Damals habe ich mir abverlangt, endlich ein Mann zu werden. Ich habe mich von meiner Mutter abgewandt, ebenso von meiner Gefühlswelt und meinem Glauben, die ich beide mit meiner Mutter verband. Sie waren für mich nur mehr Kinderkram. Ich wollte endlich erwachsen werden.“

Dies war auch das Gebot seiner Brüder und

seines Vaters. Das wirkte umso mehr, da er sich damals wegen der Nähe zu seiner Mutter wahrscheinlich als Muttersöhnchen abwertete. Das Bild mit seinem inneren 18-Jährigen und seiner Mutter berührte ihn tief. Er war erstaunt und froh, wie gut ihm das Bild tat. Ich bat ihn, sich dieses Bild zu merken und mitzunehmen, eventuell zu Hause auch aufzumalen. Er hatte einen tief vergrabenen Schatz in seinem Herzen wiedergefunden.

Bei unserem zweiten Gespräch in meiner Praxis erzählte er: „Nach der letzten Stunde beim Heimfahren bemerkte meine Lebensgefährtin, dass ich warme Hände habe. Das ist sehr ungewöhnlich, weil ich sonst immer kalte Hände habe.“

„Wie verstehen Sie das?“

Mit einem gewissen Stolz sagte er: „Das ist ein Zeichen meiner wiedergewonnenen emotionalen Wärme.“

Er kam noch einmal auf das Bild aus der letzten Stunde zu sprechen: „Mein innerer 18-Jähriger hat einen grünen Pullover an. Das bedeutet Hoffnung für mich. Mit Grün verbinde ich Leben auf dem Lande, da fühle ich mich wohl und entspannt. Die Mutter ist in Sonnengelb und das ist für mich Licht und Wärme, die ich wiedergewonnen habe. Die letzte Stunde hat mir sehr gutgetan.“

Gestern hatte er Blut in seinem Urin entdeckt. Das beunruhigte ihn sehr. Doch sein Urologe, den er anrief, versuchte ihn zu beruhigen und meinte, er trinke zu wenig.

„Manchmal bin ich sehr depressiv und kann mich zu nichts aufraffen. Eine zentnerschwere Last drückt mich nieder und ich liege wie ein Käfer auf dem Rücken."

Ich ließ ihn diese Last körperlich spüren und wollte wissen, woraus diese Last besteht.

„Ich spüre sie in meiner Brust. Sie ist nichts Greifbares, kein Stein oder etwas anderes Materielles."

„Ist es denn etwas Spirituelles?" Er nickte. Ich wollte mehr darüber wissen, da ich den Eindruck habe, dass gläubige Menschen sich oft leichtertun, das Sterben anzunehmen. Wir kamen auf seine Religiosität zu sprechen. Nach dem Tod der Mutter bekam er Zweifel an seinem Glauben. Während seines Studiums wohnte er in einer Wohngemeinschaft zusammen mit einem Kommilitonen, der sehr kritisch gegenüber Religion war und ihn damit sehr herausforderte. Damals begann er alles infrage zu stellen.

„Haben Sie damals das Kind mit dem Bade ausgeschüttet?"

„Kann sein. Trotzdem habe ich still und heimlich etwas in mir bewahrt."

Nachdenklich fuhr er fort: „Ich habe das Gefühl, wenn ich den Kampf gegen diese Schwere in meiner Brust aufgebe, dann bin ich verloren, dann geht es zu Ende." Ich dachte daran, dass das Schwere in seiner Brust ja etwas Spirituelles war, dass er eventuell gegen seinen Gott kämpfte. „Was wäre denn wichtig, wenn es zu Ende ginge?"

Nach kurzem Nachdenken erzählte er: „Zehn Patienten aus meiner Praxis bestanden darauf, zu warten, bis es mir wieder besser geht, als ich sie an Kollegen verweisen wollte. Ich habe noch meinen Kassensitz und habe erst vor zwei Monaten aufgehört zu arbeiten."

Nach einer Pause: „Ich muss mich wohl von ihnen verabschieden, das würde mich entlasten." Er atmete tief durch: „Dann dürfte ich mich endlich nur mehr um mich selbst kümmern."

Während er sprach, bekam er Nasenbluten. Ich half ihm, es mit einem Taschentuch zu tamponieren. Er hatte neben einer Blutarmut wahrscheinlich auch sehr wenige blutstillende Plättchen.

Da er sehr traurig aussah, sagte ich: „Das ist wohl noch einmal ein Abschied von etwas Wichtigem in Ihrem Leben." Ich fühlte mich ihm nahe. Deshalb berührte ich leicht sein Knie, um ihm meine Verbundenheit zu zeigen. Er legte kurz seine Hand auf meine Hand: „Ihre Berührung tröstet mich."

Dabei wirkte er sehr zerbrechlich, deshalb fuhr

ich fort: „Ich würde auch zu Ihnen kommen, falls Sie nächste Stunde aus irgendeinem Grund nicht in meine Praxis kommen können."
Seine bewusste, langsame Annäherung an die Möglichkeit des Todes und seine Tapferkeit verlangten mir Respekt ab.
Das Nasenbluten, erfuhr ich später, musste vom Hausarzt verätzt werden, weil es nach einer Stunde noch nicht aufgehört hatte zu bluten.
Er schaffte es, mithilfe seiner Lebensgefährtin zur nächsten Sitzung in meine Praxis zu kommen. Er griff am Anfang meine Bemerkung aus der letzten Stunde, „ob er das Kind mit dem Bade ausgeschüttet habe", im Zusammenhang mit seinem Glaubensverlust nach dem Tod der Mutter auf.
„Ich habe damals sowohl meine Gefühlswelt als auch meinen Kinderglauben als ‚Kinderkram' abgewertet und mich davon abgewandt."
„Waren Sie wütend auf Gott?"
„Ja! Er hat mir zu früh meine Mutter genommen." Ich bat ihn zu spüren, was Gott und auch seine Mutter antworten würden.
Beide sagten: „Was willst du denn? Du hast doch ein wunderbares Leben gehabt, hast so viele schöne Dinge erlebt. So oft wurdest du vor dem Tod gerettet, wo es zu Ende schien."
Dem stimmte er zu und war trotzdem ratlos über seine Unzufriedenheit und seinen Groll.

Ich bat ihn dem nachzuspüren: „Ich hatte wirklich ein wunderbares Leben, mehrmals wurde ich vor dem Tode gerettet, aber auch jetzt ist es so schön mit meiner Lebensgefährtin. Deshalb will ich noch nicht sterben."

Das verstand ich, sein Lebenshunger im Angesicht des Todes berührte mich.

Ich sah ihm direkt in die Augen: „Das ist sehr menschlich. Sie dürfen Gott sowohl dankbar sein für Ihr gutes Leben, als auch im Widerspruch mit ihm, da Ihr Leben so schön ist und Sie noch Zeit haben wollen. Wir dürfen mit ihm hadern und streiten, wie in jeder wichtigen Beziehung."

Sein Blick war nach innen gewandt, dann sah er mich an: „Sie meinen, ich muss meine Beziehung zu Gott nicht abbrechen, weil ich mit seiner Entscheidung, dass ich sterben soll, nicht einverstanden bin. Ja, das würde mir das Sterben etwas leichter machen."

Nach einer Woche konnte er wegen großer Schwäche nicht mehr zu mir kommen. Ich besuchte ihn. Er wohnte in einem großen Haus mit verschiedenen Ebenen. Seine Lebensgefährtin öffnete mir die Tür. Er lag in einem hohen Raum in einem Krankenbett mit Blick auf die Bäume in ihrem Garten. Im Gesicht hatte er eine Sauerstoffmaske. Ein Sauerstoffgerät brummte leise in seinem Atemrhythmus.

Er erzählte mit Atempausen: „Ich habe meinen treu wartenden Patienten geschrieben, dass ich sie nicht mehr weiter behandeln kann." Dabei ging ein kleines Lächeln über sein Gesicht. Obwohl schmerzhaft für ihn, war er froh, sich von ihnen verabschiedet zu haben.

Eine Weile blickten wir gemeinsam in seinen herbstlichen Garten. Schließlich sagte er gequält: „Ich kann nicht loslassen." Er meinte, um zu sterben.

„Sie brauchen nicht loszulassen, das geschieht durch Ihren Körper von selbst. Sie dürfen jetzt einfach da sein." Er atmete tief durch: „Das ist tröstlich."

Wir tranken zusammen mit seiner Frau Tee. Es war sehr friedlich und der Raum schien sich zu weiten. Mit ihrer Zustimmung sang ich für sie meinen Seelensang.

Auch mit seiner Frau führte ich inzwischen Gespräche, um ihr bei Belastendem zu helfen und bei Fragen der Aufbahrung und Bestattung zu beraten. Sie war eine sehr liebevolle, tapfere Frau.

Ich besuchte ihn ein letztes Mal. Er begrüßte mich mit einem Lächeln und schloss wieder seine Augen. Seine Frau brachte Tee, den sie und ich tranken. Es war eine große Nähe zwischen uns. Ich sang noch mal für sie.

Ein paar Tage später starb er im Beisein seiner Frau und seiner Söhne. Sie sagte mir, dass er am

Ende mit Gott und seinem Tod einverstanden war und ganz sanft immer weniger atmete, bis sein Atem ganz aufhörte.

Kämpferin der letzten Stunde

Sie dachte, dass sie noch ein Jahr Zeit hat. Doch da irrte sie sich.

Manche Menschen kämpfen bis zuletzt und verdrängen das Sterben und den Abschied trotz massiver Verschlechterung ihres körperlichen Zustands. Unterstützt werden sie in dieser Haltung durch die vielen medizinischen Möglichkeiten, die es viele Jahre lang schaffen, die Krankheit in Schach zu halten.

Frau Allbrecht war 64 Jahre alt. Vor sechzehn Jahren wurde bei ihr Brustkrebs festgestellt. Danach hatte sie zehn Jahre Ruhe, bis Lebermetastasen ihre Wiedererkrankung ankündigten. Seitdem erhielt sie jahrelang immer wieder eine Chemotherapie. Jetzt hatte der Krebs zusätzlich in die Lymphknoten, Knochen und Lunge gestreut. Bei unserem Gespräch fiel es ihr schwer zu sprechen. Ihr Mund tat weh wegen offener Wunden in der Mundschleimhaut, eine Folge der Chemotherapie. Sie hatte Durchfälle und war deshalb ziemlich geschwächt. Sie wollte unbedingt weiterleben und glaubte auch, dass die Chemo ihr noch einmal Zeit schenken würde. Das war ja auch bis heute viele Jahre lang gelungen.

Ich wagte die Frage: „Was ist, wenn es mit der Chemo diesmal nicht klappt?"

„Darüber will ich nicht nachdenken", sagte sie abweisend.

Ich verstand das. Da sie kämpfen wollte, konnte sie sich eine Verunsicherung wegen ihres schlechten körperlichen Zustands nicht leisten. Außerdem schützte dieser Kampf sie vor dem Schmerz des immer deutlicher werdenden Abschieds von dieser Welt, von ihrer Familie und ihren Freunden. Offensichtlich war dies für sie sehr schwer und sie wählte die Verdrängung. Das war ihr gutes Recht und ich wollte das respektieren.

Es wäre möglich gewesen zu fragen, was sie vom Leben noch wollte und welche Hoffnungen und Sehnsüchte die Chemotherapie ermöglichen sollte. Da sie aber nur schwer sprechen konnte, wollte ich es abkürzen und ging ihre Situation direkt an.

Sie war auf der Palliativstation wegen Übelkeit, Appetitlosigkeit und Völlegefühl aufgenommen worden, da sich im Bauch und beiden Lungenflügeln Wasser angesammelt hatte.

Trotz dieser schwerwiegenden Symptome wollte Frau Allbrecht unbedingt eine weitere

Chemotherapie und ihr Mann und ihr Schwiegersohn, der Chirurg war, unterstützten sie darin nachdrücklich. Deshalb und wegen des raschen Fortschreitens ihrer Erkrankung wurde mit einer palliativen Chemotherapie begonnen.

Aufgrund der ausgedehnten Ergüsse in der Lunge wurde ein Ablaufkatheter angelegt. Auch erfolgte eine erneute Punktion des Wassers im Bauch. Sie erhielt Mundspülungen und eine antibiotische Therapie gegen eine beginnende Entzündung ihrer Gallengefäße.

Leider musste aber diesmal die Chemotherapie wegen starker Verminderung der weißen Blutkörperchen und Verschlechterung ihres Allgemeinzustandes abgebrochen werden. Sie entwickelte eine rasch zunehmende Gelbsucht, sichtbar an Haut und Augen als Folge eines Leberversagens und medikamentöser Vergiftung.

Frau Allbrecht verstarb im Beisein ihrer Familienangehörigen an den Folgen ihrer Tumorerkrankung und deren Behandlung.

Entscheidung zum Tod

„Ich möchte meinem Sterben seinen Lauf lassen.“ Von tiefer Ruhe begleitet, fügte Frau Ulrich hinzu: „Ich kann mir in meinem geschwächten Zustand keine zusätzliche Belastung durch eine Chemotherapie vorstellen. Durch meine jahrelange Meditation habe ich keine Angst vor dem Sterben und ein starkes spirituelles Vertrauen.“

Frau Ulrich war 68 Jahre alt und hatte seit mehr als einem halben Jahr zunehmend Bauchschmerzen entwickelt, die sie auf psychische Ursachen zurückführte. Als trotz schonender Kost keine Besserung eintrat und sie deutlich an Gewicht verlor, ließ sie sich auf Drängen ihrer besten Freundin ärztlich untersuchen. Der Ultraschall erbrachte einen Verdachtsbefund und schließlich wurde sie zur Klärung am Bauch operiert. Leider wurde ein nicht operables, in das Bauchfell gestreutes Karzinom der Bauchspeicheldrüse festgestellt. Es musste ein künstlicher Darmausgang gelegt werden.

Um die zunehmenden Symptome von Schmerzen, Übelkeit und Erbrechen zu lindern, wurde sie auf der Palliativstation aufgenommen. Eine Chemotherapie zur Symptomlinderung und zum Zeitgewinn war angedacht.

Anfangs wurde sie, da sie sehr abgemagert war, künstlich ernährt. Nachdem es ihr etwas besser ging und sie wieder etwas essen konnte, wurde Kontakt zum Onkologen im Hause aufgenommen. Ihre Freundin begleitete sie zu diesem Gespräch. Er erklärte ihr die Vor- und Nachteile einer palliativen Chemotherapie, die ihr Zeitgewinn bringen sollte.

Frau Ulrich hatte keine Angehörige, wurde aber häufig von Freundinnen und der Patentochter besucht. Sie meditierte seit über 20 Jahren täglich, indem sie für ca. 60 Minuten stillsaß und ihren Atem und ihre Gedanken beobachtete. Dies führte sie auch auf Station durch.

Sie war von diesem rasanten Verlauf ihrer Erkrankung überrumpelt worden und regelte deshalb dort mithilfe ihrer Freundinnen auch ihre Erb- und Bankangelegenheiten. Sie hatte um ein Gespräch mit mir gebeten, um sich bei den vielen anstehenden Entscheidungen zu klären.

Nach reiflicher Überlegung über das Wochenende entschied sich Frau Ulrich gegen eine Chemotherapie. Nach dieser Entscheidung verschlechterte sich ihr Allgemeinzustand bereits am nächsten Tag deutlich mit Übelkeit, Erbrechen und allgemeiner Schwäche. Bei Verdacht auf einen Dünndarmverschluss musste eine Nasen-Magenablaufsonde gelegt werden, die massiv Darminhalt ableitete.

Sie verfiel innerhalb von 2 Tagen und starb friedlich im Beisein ihrer wichtigsten Freundin. Die Stationsärztin war erstaunt, wie schnell Frau Ulrich nach ihrer Entscheidung in den Sterbeprozess kam. Sie meinte, vielleicht kam der Tod rasch, da die Patientin ihre Angelegenheiten geregelt hatte und mit ihrem Tod einverstanden war.

Frau Ulrich glaubte fest daran, dass der Tod nur ein Durchgang zu einem anderen Seins-Zustand ist.

Ihre beste Freundin erzählte mir: „Ich bin sehr dankbar, dass meine Freundin sich in den letzten fünf Wochen bei mir anlehnte. Das war ganz entgegen ihrer Haltung von Stärke, die sie sonst zeigte.

Das schaffte eine große Nähe zwischen uns. Dass sie so offen meine Hilfe und Liebe angenommen hat, war ein neuer Schritt für sie. Sie beging ihr Sterben bewusst. Am Dienstag hat sie mich noch erkannt, war aber nicht mehr fähig zu sprechen. Doch sie hielt meine Hand. Am Mittwochnachmittag schaute sie mir gerade in die Augen und tat ihren letzten Atemzug, bevor sie ging.“ Sie schwieg einen Moment.

Mit belegter Stimme fuhr sie fort: „Sie hat mir damit einen letzten Freundschaftsdienst erwiesen, denn ich war sehr unglücklich, dass ich vor einigen Monaten nicht bis zuletzt beim Sterben meines Lebensgefährten dabei sein konnte. So war ich bis zuletzt bei ihr."

Der fünfjährige Sohn

Frau Escher verkroch sich tief in ihrem Bett, als ich in ihr Zimmer auf der Palliativstation eintrat. Sie zog die Bettdecke hoch, bis nur noch ihr Kopf mit Stirn und Nasenspitze sichtbar war. Sie war 40 Jahre alt, eine blasse, spindeldünne Frau mit großen Augen. Alles an ihr rief: „Bitte lass mich in Ruhe, ich kann nicht!"

Seit zwei Tagen überlegten wir im Palliativteam, wie wir mit der Lebenssituation dieser Patientin umgehen sollten. Sie hatte einen fünfjährigen Sohn. Solange Frau Escher wegen ihrer Symptome bei uns behandelt wurde, war dieser bei der Oma untergebracht. Frau Escher hatte Brustkrebs im Endstadium. Ihre Mutter hatte uns vor zwei Tagen um Hilfe gebeten, da sie unmöglich im Falle des Todes ihrer Tochter ihren Enkel bei sich aufnehmen könne. Sie sei verwitwet, zu alt und zu krank für diese Aufgabe. Den Vater des Kindes kenne sie nicht und ihre Tochter weigere sich, seinen Namen zu nennen. Der Vater habe auch bisher keinen Kontakt zu seinem Sohn gehabt. Frau Escher verweigerte bisher jedes Gespräch über ihre Krankheit, hatte auch nicht mit ihrem Sohn darüber gesprochen.

Als ich sie so schwach, mit eingefallenem Gesicht und spitzer Nase sah, verließ mich wieder der Mut. Sie versuchte sich unsichtbar zu machen. Ich hatte großes Mitgefühl mit ihr. Wie würde es mir in ihrer Situation gehen?

Wenn ich sie allerdings schonte und Rücksicht auf ihre Gesprächsverweigerung nahm, verriet ich ihren kleinen Sohn, dessen Zukunft völlig unklar war. Er würde völlig verwirrt und traurig nach dem Tod der Mutter wahrscheinlich in einem Heim landen. Das Bild des alleingelassenen Jungen gab mir einen Stoß. Ich durfte dieses Gespräch nicht vermeiden.

Ich zog mir einen Stuhl an das Bett der Patientin und setzte mich, als Zeichen, dass ich vorhatte, länger zu bleiben. Danach schwiegen wir beide. Etwas beunruhigt drehte sie ihren Kopf in meine Richtung. Ich nutzte diese Gelegenheit und schaute ihr direkt in die Augen. Ich wollte sowohl ihre Aufmerksamkeit bekommen als auch ihr mit meinem Blick Halt geben:

„Frau Escher, wir müssen reden."

Sie zog schutzsuchend die Decke noch höher. Um weitersprechen zu können, nahm ich das Bild ihres verlassenen Sohnes innerlich zu Hilfe:

„Frau Escher, ihre Mutter hat uns um Hilfe gebeten. Wenn Sie sterben, ist Ihr Sohn völlig unversorgt."

Das Wort ‚sterben' auszusprechen fiel mir schwer. Doch es musste sein.

Frau Escher fing an zu weinen:

„Wie soll ich nur mit meinem Sohn sprechen? Er ist doch noch so klein. Wie kann ich ihm so etwas sagen?"

Ich hatte großen Respekt vor ihrem Schmerz und ihrem Schicksal. Ich ließ sie eine Weile ausweinen. Es wurde mir deutlich, dass niemand auf so eine Situation vorbereitet ist und weiß, wie man solche existenziellen Dinge anspricht. Für jeden ist dies das erste Mal. Keiner kann das vorher üben.

Ich ergriff ihre Hand: „Sie lieben Ihren Sohn. Lassen Sie ihn damit nicht allein. Sprechen Sie aus Ihrem Herzen mit ihm. Das wird Ihnen die richtigen Worte eingeben. Wenn Sie wollen, helfe ich Ihnen dabei. Überlegen Sie bitte auch, bei wem oder wo er am besten aufgehoben ist. Vielleicht könnten Sie auch seinen Vater einschalten."

Sie sah mich lange an. Der Bann des Schweigens über ihr Sterben war gebrochen. Ich blieb noch eine Weile still bei ihr sitzen. Die Stimmung im Raum strahlte großen Frieden aus.

Frau Escher fasste sich ein Herz und sprach ganz allein mit ihrem Jungen. Sie sah ein, dass sie den Vater des Kindes hinzuziehen musste, damit ihr Sohn nicht nur seine Mutter verlor, sondern seinen Vater gewann. Sie wollte ihren Sohn noch auf diese Begegnung vorbereiten und sich damit auch.

Die Dunkelheit
hütet
das Licht.

N.G.

Wie sage ich es ihm?

Es hatte zum ersten Mal in diesem Herbst geschneit. Ich fuhr durch die weiß bestäubte, hügelige Landschaft des Allgäu und versuchte mich auf das kommende Gespräch innerlich vorzubereiten. Ich war auf dem Weg zu Frau Rehm. Sie hatte um Hilfe gebeten, da es ihr immer schlechter ging und sie wissen wollte, ob sie ihr Sterben ihrem 9-jährigen Sohn Tommy mitteilen sollte. Frau Rehm öffnete mir selbst die Tür ihres großen Einfamilienhauses in einem Neubaugebiet. Sie war 44 Jahre alt, mit langen, zu einem Zopf geflochtenen braunen Haaren. Sie war ziemlich abgemagert. Wir setzten uns an einen Tisch in ihrem modern eingerichteten Wohnzimmer.

Vor neun Jahren, ihr Sohn war gerade ein Dreivierteljahr alt, wurde bei ihr ein Eierstockkrebs festgestellt. Nach Operation und Chemotherapie ging es ihr fünf Jahre gut. Sie hatte nur häufig Durchfälle, da ihr ein großer Teil ihres Darmes zusammen mit dem Krebs entfernt worden war.

Jetzt litt sie immer wieder unter Darmkoliken mit drohendem Darmverschluss.

Um zu erfahren, wie sie mit ihrem Sterben umging, fragte ich: „Was soll geschehen, wenn es zu einem Verschluss kommen sollte?“

„Ich habe in meiner Patientenverfügung festgelegt, dass ich nicht mehr operiert werden will. Bei meinem geschwächten Zustand nach der Immuntherapie, den Durchfällen und dem Tumor in meinem Bauch verspreche ich mir keine Verbesserung davon. Ich habe mich damit abgefunden“, sie stockte: „wenn Tommy nicht wäre.“ Sie fing an zu weinen. Ihre Situation bei so viel Tapferkeit schnitt mir ins Herz. Selbst eine Mutter, konnte ich sie gut verstehen.

Ich nahm ihre Hand, die neben meiner auf dem Tisch lag: „Das ist sehr schmerzhaft. Ich verstehe, wie schwer es ist, mit Ihrem Sohn über Ihr Sterben zu sprechen.“ Ich schwieg, um ihr Zeit und Raum für ihre Gefühle zu geben.

Oft versuchen wir in solchen Situationen über tröstende Worte die Tränen zum Versiegen zu bringen. Oder die Patienten selbst wollen sie aus Scham oder weil sie fürchten, zur Last zu fallen, unterdrücken. Für sie ist es aber oft befreiender, die angestauten Tränen laufen zu lassen. Zudem sind Gefühle ein Zugang zur inneren Realität und helfen, sich besser zu verstehen. Deshalb warte ich in Ruhe und Respekt ab, bis sie versiegen. In diesem Fall hoffte ich, dass Frau Rehm, nachdem sie sich ausgeweint hatte, das Gespräch mit ihrem Sohn gefasster führen könnte.

Allmählich hörte sie auf zu weinen und fragte nach einer Weile: „Ist es denn gut, es ihm zu sagen? Bekommt er dann nicht Albträume und Ängste? Er ist sowieso schon sehr ängstlich."

„Befragungen von Erwachsenen, die als Kind ein Elternteil verloren hatten, ergaben, dass diejenigen, denen vor dem Tod mitgeteilt wurde, dass ein Elternteil sterben würde, den Tod besser verarbeiten konnten. Die anderen bedauerten, mit ihrer Angst alleingelassen worden zu sein und dass sie sich nicht bei Lebzeiten verabschieden konnten.

„Und wenn er Albträume bekommt?"

„Natürlich wird Ihr Sohn auf die Mitteilung mit Angst und Trauer reagieren. Aber dann sind Sie noch da und können mit ihm über alles sprechen. Wenn er wegen eines Albtraums aufwacht, dann können Sie mit ihm über seine Angst reden, ihn trösten. Sie können ihm erzählen, dass er Sie immer in seinem Herzen finden kann und dort Kontakt zu Ihnen aufnehmen kann. Sie können ihm ein Ritual vorschlagen, wie im Märchen Aschenputtel, wo er mit Ihnen reden kann, z.B. an einem Platz im Garten mit einer Rose. Sie können ihm sagen, dass sie ihn immer unterstützen werden, wenn er sie ruft. Er muss nur auf sein Herz horchen."

Zögernd sah sie mich an: „Und wie fange ich so ein Gespräch an?"

„Wir probieren das gleich aus. Wo würden Sie mit Ihrem Sohn sprechen wollen?"

„Da auf der Couch." Sie wies auf die graue Couch im Wohnzimmer.

„Wo würde Tommy sitzen?"

„Rechts, nahe neben mir."

Ich fragte so genau nach, damit Frau Rehm sich in ihrer Vorstellung ganz in die Situation begeben und sich innerlich erforschen konnte.

„Jetzt warten Sie einen Moment, um sich zu sammeln, und schauen Ihren Sohn an. Sie sagen einen vorbereitenden Satz wie: Ich muss dir etwas Trauriges sagen."

Frau Rehm fing an zu schluchzen und übernahm das Gespräch: „Ich habe 9 Jahre, entgegen der Voraussagen der Ärzte, gegen die Krankheit gekämpft, weil ich leben wollte und sehen, wie du aufwächst, deine ersten Worte, deine ersten Gehversuche, wie du in die Schule kommst." Mit einem kleinen Lächeln fügte sie hinzu: „Das habe ich erreicht. So gerne hätte ich noch deine erste Liebe erlebt, deine Heirat, das erste Enkelkind." Sie wandte sich an mich: „Ach, es tut so weh, mich von all dem zu verabschieden, von meinem Mann, von meinem Leben …"

Ich schwieg und gab ihrem Schmerz Raum. Es gab nichts Tröstliches zu sagen, außer für sie da zu sein, ihre Hand zu halten. Allmählich ebbte ihr Weinen ab. Es folgte ein Moment großer Stille.

Ich war voller Achtung für diese tapfere Frau und wollte sie stärken für das kommende Gespräch: „Nachdem Sie sich so mutig Ihrem eigenen Schmerz gestellt haben, können Sie jetzt seinen Schmerz viel besser aushalten. Falls er heftig reagiert, dann seien Sie froh, dass er damit nicht allein ist. Dies alles geschieht doch nur, weil Sie sich lieben."

Ich wartete und gab Frau Rehm Zeit, dies alles in sich aufzunehmen. Nach einer Weile wirkte sie ruhiger und fähig, dieses Gespräch zu führen.

„Sollte mein Mann dabei sein?"

„Ja, das wäre gut für Ihren Sohn, da er sich durch beide Eltern gehalten fühlen kann. Falls ihr Mann dabei sein kann, wäre das für Sie alle als Familie sehr stärkend." Ich schwieg, um alles bei ihr sacken zu lassen. Nach einer Pause fragte ich sie, wie es ihr in unserem Gespräch geht und ob sie noch Fragen hat.

„Mir geht es jetzt besser und ich weiß, was ich tun muss."

Es schien alles Wichtige gesagt. Ich stand auf. Da ich mich ihr sehr nahe fühlte, fragte ich, ob ich sie umarmen darf. Sie bejahte. Beim Verabschieden bat ich Frau Rehm, mich nach ihrem Gespräch mit ihrem Sohn anzurufen. Sie wollte es tun. Ich fuhr erfüllt nach Hause und war sehr dankbar für die Führung meines höheren Selbst, des göttlichen Splitters in uns allen, das dieses Gespräch zum Wohle aller gelingen ließ.

Leider rief sie nicht mehr an. Sie kam am zweiten Tag nach unserem Gespräch wegen einer Komplikation auf die Palliativstation und starb innerhalb einer Woche. Der Ehemann teilte mir mit, dass ihr Sohn mit dem Tod seiner Mutter zurechtkommt. Er konnte sich seit einer Weile vorbereiten, da er von seinen Freunden angesprochen wurde, dass seine Mutter Krebs hat. Deshalb fragte er vor Wochen seine Mama zweimal direkt. Sie bejahte. Da sagte er: „Dann habe ich ja Glück, dass du noch lebst, weil Krebs ja tödlich ist.“ Er hatte über die Dankbarkeit seelischen Frieden mit seiner Situation gefunden.

Herr Rehm richtete mit Tommy im Wohnzimmer einen Platz für seine Frau ein mit vielen Fotos von ihr. Dort konnten sie immer wieder über sie sprechen und gemeinsam trauern. Offensichtlich war ihr Sohn viel besser auf ihren Tod vorbereitet, als Frau Rehm annahm. Da ihr der Abschied sehr schwer fiel, erwartete sie dies auch von ihrem Sohn.

Im Nachhinein denke ich, sie hatte um ein Gespräch mit mir gebeten, um unbewusst einen Weg zu finden, vor allem sich selbst mit dem Abschied von ihrem Sohn und ihrem Leben auseinanderzusetzen.

Der große Abschied

Herr Jochen empfing mich zusammen mit seiner Frau in seiner Wohnung. Der Kaffeetisch war gedeckt. Er war Künstler und 59 Jahre alt. Vor eineinviertel Jahren wurde bei ihm ein Hautkrebs am Schulterblatt entdeckt, der wegoperiert wurde. Ein Jahr danach wurden Tochtergeschwülste im Gehirn, Knochen und Lungenfell gefunden. Herr Jochen wurde bestrahlt und erhielt Chemotherapie. Doch der Tumor im Gehirn wuchs weiter. Im Moment hatte er keine Ausfälle. Er ging aber, wenn er alleine war, mit Handy und Rettungsdecke spazieren, falls er unerwartet umfallen sollte. Er erzählte sehr offen von seiner Erkrankung und wir entdeckten beim Gespräch gemeinsame Interessen und Bücher. Bald fühlten wir uns vertrauter.

Bei meinem zweiten Besuch wirkte er zwar bewusstseinsklar, aber verlangsamt. Er hatte inzwischen ein durch Kortison bedingtes rundes Gesicht. Das Medikament sollte die Hirnschwellung verringern, da sich sein Zustand mit Wortfindungsstörungen und Gangunsicherheit verschlechtert hatte.

Es gab Streit zwischen den Eheleuten, da Herr Jochen sehr auf seiner Selbstständigkeit bestand und Frau Jochen nicht wusste, wann sie ihm helfen durfte, wann nicht. Ich konnte mich aus Erfahrung mit meiner Kinderlähmung gut in ihn einfühlen. Er wollte gerne gefragt werden und wurde schnell ärgerlich. Dann fühlte sich Frau Jochen gescholten. Aus einem Gefühl der Verantwortung heraus handelte sie schnell, während er durch seine Verlangsamung deutlich länger für eine Reaktion brauchte und sich gedrängt fühlte.

Angesichts dieser sehr schwierigen Situation, in der sich die Fähigkeiten von Herrn Jochen ständig verschlechterten, brauchten sie meine Anerkennung für ihr Bemühen.

„Sie beide leisten schwere seelische Arbeit", sagte ich. An Frau Jochen gewandt:

„Ihr Mann versucht in der Auseinandersetzung mit seiner Situation sein inneres Gleichgewicht zu wahren und nicht aggressiv zu werden. Für ihn ist ein ärgerlicher Tonfall schon sehr zurückgenommen." Als er dies selbst seiner Frau sagen konnte, entspannte sich die Lage zwischen den beiden etwas.

Ich betonte: „Sie beide strengen sich doch aus Liebe an, es gut zu machen."

Da ich ihre Liebe würdigte, konnten sie sie selbst fühlen. Das brachte eine deutliche Beruhigung, sodass sie sich friedlich anschauen konnten.

Danach wollte Herr Jochen wissen, wie das Sterben vor sich geht.

Ich wählte meine Worte behutsam: „Jedes Sterben hat seine eigene Zeit und Gestalt. Allgemein kann ich über den körperlichen Vorgang Folgendes sagen: Der Sterbende hat weniger Interesse an seiner Umgebung und den Menschen. Oft scheint er zu schlafen, manchmal ist er aber auch aufgeregt. Die Schmerzen gehen oft zurück. Er isst und trinkt kaum noch und hat auch immer weniger Urinausscheidung. Er tut sich oft schwer zu sprechen. Die Hände und Füße werden kälter, wie wenn das Leben sich zurückzieht. Dies alles kommt zum Beispiel zusammen mit einem Leber- und/oder Nierenversagen und führt zur Eintrübung des Bewusstseins. Es ist oft ein verändertes Atemmuster zu beobachten. Schließlich fällt die Atmung ganz aus und es kommt zu einem Herzstillstand oder umgekehrt."

Herr Jochen schien meine Erklärung gleichmütig hinzunehmen, so fragte ich ihn: „Was haben Sie denn für Vorstellungen?"

Er sagte wörtlich und brach dabei in Tränen aus: „Die Sufis (islamische Mystiker) sagen, es gäbe dort einen Kessel voll Liebe." Seine durchscheinende Sehnsucht berührte mich sehr.

Wir sprachen noch einmal über die Liebe, die vor allem fließt, wenn wir bewusst in der Gegenwart sind.

Beim nächsten Treffen schien das Paar deutlich entspannter zu sein. Er hatte mithilfe seiner Frau sein Atelier in der Stadt ausgeräumt. Dazu wurden Freunde eingeladen, die dann Dinge, die ihnen gefielen, gegen eine geringe Spende mitnehmen konnten. Beide fühlten sich durch diese Begegnungen sehr wertgeschätzt und dankbar.

Seine Frau strahlte: „Ich bin sehr froh, weil mein Mann mich wegen meines Einsatzes bei dieser Aktion sehr gelobt und anerkannt hat."

Später kam das Gespräch auf die Patientenverfügung. Herr Jochen hatte Angst: „Wenn ich unterschreibe, dass ich keine weitere Lebensverlängerung wünsche, und dann ins Koma falle, wird man mich dann verdursten oder verhungern lassen?"

Ich klärte ihn auf: „Das passiert nicht, da die Patienten beim Sterben keinen Durst oder Hunger spüren. Oft haben sie Mundtrockenheit, die Angehörige mit Mundpflege lindern können. Sie können auch immer wieder etwas Wasser in den Mund sprühen und ihn damit befeuchten."

Es war ihm wichtig, mit seiner Frau viel bewusste und achtsame Zeit zu verbringen. Das nahm ich zum Anlass, beide einzuladen, dies jetzt und hier, sofort zu tun. Auch sprachen wir darüber, welche Grabrede er gerne hätte und was er gut an sich selbst und seinem Leben fand. Das Thema berührte ihn sehr und er platzte raus: „Das Wichtigste in meinem Leben war, Liebe in die Welt zu bringen."

Bei unserem nächsten Treffen berichtete Frau Jochen von der letzten MRT-Untersuchung (Durchleuchtung). Leider zeigte sie, dass der Hirntumor weiter gewachsen war.

Ich sprach Herrn Jochen an: „Es ist doch sehr schwer, alles so genau mitzubekommen."

Er meinte nur ganz ruhig: „Wir müssen eben unsere Zeit gut nutzen und auch den geplanten Urlaub vorziehen." Das verlangte mir Respekt ab, er hatte sein Sterben völlig akzeptiert.

Seine Frau hatte Angst, den Wunsch nach früherem Urlaub an ihrer Arbeitsstelle zu äußern. Ich ermutigte sie: „Ihre Kollegen an der Arbeitsstelle haben sicher viel Verständnis für Ihre Situation, wenn Sie offen darüber sprechen. Die Zeit drängt und niemand weiß, wie lange Ihr Mann noch fähig ist wegzufahren."

Frau Jochen hatte den Wunsch, dass ihr Mann die Patientenverfügung, die sie mit dem Hausarzt besprochen hatten, gleich unterschreibt. Ebenso sollte er die Lohnsteuererklärung fertigstellen. Sie hatte sicherlich Angst, dies nach seinem Tod alleine machen zu müssen.

Er reagierte darauf gereizt. Nach meiner vermittelnden Erklärung, dass die Patientenverfügung für beide sehr wichtig ist, doch die Lohnsteuer in dieser Lebenssituation für Herrn Jochen weniger Bedeutung hat, beschlossen beide, am nächsten Vormittag die Patientenverfügung zu unterschreiben und zumindest die Quittungen für die Lohnsteuer durchzugehen.

Dies alles nahm Herrn Jochen sehr mit. Der Kampf um seine Selbstständigkeit machte sich kurz bemerkbar, als seine Frau ihn fragte, ob sie ihm bei seinen Tabletten helfen soll. Er hatte sie alle durcheinandergeworfen. Nach kurzem innerem Kampf konnte er ihre Hilfe annehmen.

Ich sagte anerkennend: „Trotz der großen Schwierigkeiten, die Ihre Situation mit sich bringt, gehen Sie beide sehr friedlich und liebevoll miteinander um."

Das berührte beide. Die Anerkennung tat ihnen gut. Auch bedankte ich mich für ihre Offenheit und ihr Vertrauen. Beim Abschied umarmten wir uns.

Bei meinem folgenden Besuch war Herr Jochen noch mobil. Er schwankte aber, als er die zwei Stufen von seinem Haus in den Garten hinunterging. Wir saßen dort im Schatten. Die Nachbarin hatte einen Tisch für uns gedeckt und wir führten bei sehr schönem Wetter das Gespräch draußen. Zwischendurch kam sein Hausarzt und auch seine Nachbarin, die uns Kaffee kochte und

Plätzchen brachte. Alle waren sehr zugewandt. Mit dem Hausarzt redeten wir über die örtliche Klinik und ich merkte, dass Herrn Jochen das alles gar nicht mehr interessierte, obwohl er in dieser Klinik viele Jahre gearbeitet hatte.

Er hatte inzwischen seine Chemotherapie und die Bestrahlung abgebrochen, da trotz dieser Behandlungen eine weitere Tumorvergrößerung zu sehen war. Wir hatten eine kurze Zeit, wo wir nur zu zweit waren. Wir blieben in der Gegenwart und sprachen über die Sonne, den Wind, die Schmetterlinge, die Pflanzen und Vögel und vor allem lauschten und spürten wir und schwiegen. Er war dabei sehr berührt, immer wieder flossen stille Tränen über sein Gesicht. Er nahm Abschied von den Menschen, den Dingen, seinem Werk, von den Blumen und Schmetterlingen und seinen eigenen körperlichen Fähigkeiten.

Ich fragte ihn nach seiner Todesvorstellung und er erzählte von einem Bild, das er dazu gemalt hatte: ein Skelett, das einem kleinen Kind einen Apfel reicht, daneben steht noch ein kleines Kind in hellem Licht da. Das sprach mich sehr an: „Der Tod mit dem Apfel will Sie zum Baum der Erkenntnis im Garten Eden führen." Das gefiel ihm.

Er brachte mir seine Patientenverfügung. Er hatte sie, wie beim letzten Termin besprochen, ausgefüllt und unterschrieben. In die Patientenverfügung hatte er auch ein Bild hineinkopiert mit einem Gedicht von sich, das den Tod als Auflösung im Licht und im Herzen Jesu darstellte.

Dadurch angeregt und auch als Dank sprach ich ihm das Gedicht von Gottfried Benn „Letzter Frühling“ vor. Es war ein sehr naher und sehr berührender Kontakt.

Frau Jochen hatte inzwischen ihren Urlaub nach herzlicher Zustimmung ihrer Kollegen vorgezogen, sodass sie am Freitag in ein Hotel in Urlaub fuhren. Sie hatten ihre Freunde dorthin eingeladen.

Als ich sie nach ihrem Urlaub besuchte, bewegte sich Herr Jochen sehr langsam und konnte gerade noch frei laufen. Er hatte eine sehr schöne Zeit mit seiner Frau und seinen Freunden verbracht. Am Wochenende waren sie gemeinsam in der Sauna gewesen und hatten danach eine gemeinsame Gesprächsrunde abgehalten, wo sich seine Freunde bedankt hatten, dass er so offen mit seinem Sterben umging. Seine Frau hatte ihn dann beim Spaziergang im Rollstuhl geschoben.

Wir saßen gemeinsam wieder am Tisch, als sein bester Freund dazukam. Wir hatten ein intensives Gespräch. Der Freund fragte ihn: „Wie lange glaubst du, hast du noch zu leben?“ Ich erschrak, ich hätte mich das nicht getraut zu fragen.

Er antwortete nach einem Moment der gespannten Stille, offenbar ohne Angst: „Zwei bis drei Wochen.“

Eine Weile hing jeder seinen Gedanken nach, der Tod war sehr nahe spürbar.

Ich wollte wissen, ob er noch irgendetwas in seinem Leben zu erledigen hätte. Er verneinte. Seine Frau fragte: „Was ist denn mit deinen Familienangehörigen?"

Seine beiden Geschwister waren in jungen Jahren an Gehirntumoren gestorben. Obwohl sein Neffe wusste, dass Herr Jochen bald sterben würde, hatte er sich bis jetzt nicht gemeldet.

Ich meinte: „Vielleicht ist es für ihn zu schwer, da er nach dem, was Sie erzählten, als 15-Jähriger von seiner sterbenden Mutter ferngehalten wurde und es für ihn eine Wiederholung der Sterbesituation ist."

Als er über seinen toten Bruder sprach, musste er weinen, offenbar berührte ihn sein Tod bis heute.

Ich wollte etwas Tröstliches sagen: „Holt Sie jemand im Jenseits ab?" Er hatte sich nichts vorgestellt. Darauf meinte ich: „Vielleicht holt Sie Ihr Bruder ab."

Da fing er wieder zu weinen an und sagte: „Ja, das kann sein, dort ist ja alles mit allem verbunden."

Seine Frau fragte ihn, ob er Angst habe, da er erzählt hatte, dass er beim Sterben seines Bruders dabei war und dieser sehr schwer geatmet hatte.

Er seufzte: „Ja, kann schon sein."

Daraufhin erklärte ich ihm, dass schweres Atmen nicht Ausdruck eines schweren Sterbens ist, sondern zum Vorgang des Sterbens dazugehört, wie wenn man einen steilen Berg hochsteigt.

Beim nächsten Besuch fielen ihm das Aufstehen von der Couch und das Gehen zum Tisch schwer und er brauchte Hilfe. Wegen eines Ergusses in der Lunge atmete er auch schwer. Seine Augen wirkten wach, er sprach aber nicht viel. Er sagte fast triumphierend: „Ich habe meine Wanderschuhe verbrannt." Er erklärte es aber nicht weiter.

Er hatte sich damit flammend sichtbar von etwas verabschiedet, das er ständig benutzte.

Nach einiger Zeit wirkte er müde und ich bestärkte ihn, sich hinzulegen. Seine Frau setzte sich ans Fußende der Couch, dabei traf sie seinen Fuß, worauf er laut aufjammerte. Frau Jochen entschuldigte sich und ich sagte:

„Es tut viel mehr weh, wenn ein naher Angehöriger uns Schmerz zufügt."

Da ich etwas Gutes für ihn tun wollte, fragte ich ihn: „Ist es Ihnen recht, wenn ich für Sie singe?" Nach seiner Zustimmung sang ich für sie beide. Danach trat ein langes, friedliches Schweigen ein.

Später wollte ich wissen, wie es ihnen als Paar geht und ob sie ihre Liebe ausdrücken können. Sie bejahten es und schauten sich sehr liebevoll an.

Bei meinem letzten Besuch war Herr Jochen bettlägerig und lag in seinem Zimmer. Er döste vor sich hin und begrüßte mich mit den Augen.

Seine Frau erzählte: „Ich habe jetzt ein Krankenbett bestellt.“ Sie sah sich in dem kleinen Zimmer um und überlegte, wie es aufgestellt werden könnte: „Der Schreibtisch müsste dann weg.“

Trotz seiner Schwäche protestierte Herr Jochen. Ich verstand, dass der Schreibtisch, der ihn ein Leben lang begleitet hatte, natürlich für ihn von Bedeutung war. Deshalb konnte der Schreibtisch nicht einfach weg. Wir einigten uns, dass dies entschieden wird, wenn das Krankenbett da ist. Damit war er einverstanden. Währenddessen hielt ich ihm zeitweise die Hand und er drückte sie ganz fest.

Zwei Tage später starb Herr Jochen friedlich im Beisein seiner Frau.

Niemals bin ich allein,
Viele, die vor mir lebten
und fort von mir strebten,
webten, webten an meinem Sein.

R. M. RILKE

Hilfe der Verstorbenen

Frau Peters, Anästhesistin, lernte ich am Anfang ihrer Psychotherapieweiterbildung kennen. Als sie mir ihre Not wegen der über sie hereingebrochenen Diagnose eines Mammakarzinoms schilderte, wollte ich ihr spontan psychotherapeutisch helfen. Sie hatte inzwischen ihre dritte Chemotherapie hinter sich. Es ging ihr sehr schlecht, vor allem überkam sie ein ganz großes Schwächegefühl und auch starke Angstgefühle. Deshalb verbrachte sie vier Nächte stationär in der Gynäkologie. Danach ging es ihr wieder etwas besser. Ihr Anliegen war, diese Angst, die sie als Panikattacke betrachtete, genauer anzuschauen.

„Spüren Sie diesem Schwächegefühl noch mal nach, das wahrscheinlich in Ansätzen auch jetzt da ist, und tun Sie das, was jetzt für Sie stimmig ist", schlug ich vor.

Nach kurzem Überlegen legte sie sich in embryonaler Haltung auf meiner Liege hin: „Das Schlimme ist, dass ich mich so allein fühle."

Sie sprang dann in Gedanken assoziativ gleich zum Sterben ihrer Mutter, bei dem sie und ihr Bruder sich hintereinander in Löffelchenposition an ‚Mamis' Rücken gekuschelt hatten und ‚Papi' saß vor der Mutter und hielt ihre Hand.

„Wünschen Sie sich auch, dass sich jemand an ihren Rücken kuschelt?", griff ich ihr anrührendes Bild auf. „Ja, eventuell meine Mutter." Nach kurzem innerem Nachspüren seufzte sie: „Ich wünsche mir so sehr einen Gefährten, der für mich da ist."

Da sie keinen realen Gefährten hatte, fragte ich: „Gibt es in Ihrer Erinnerung einen Gefährten?"

Sie dachte an ihren Jugendfreund, der sie immer schon sehr gut verstanden hatte. Die Beziehung ging auseinander, da sie nach ihren Worten „noch sehr wild war, noch in die Welt wollte und Dinge bewegen wollte".

Aber ihr Freund wollte gerne eine Familie gründen. Nachdem sie sich damals getrennt hatten, hielten sie ihre Freundschaft immer aufrecht. Er heiratete wieder und hatte auch Kinder mit einer Frau, die Frau Peters sehr achtete.

Sie sagte: „Eine Geliebte hätte ich nie sein wollen, und so begleiteten wir uns in unserem Leben bei wichtigen Ereignissen wie Hochzeiten, Beerdigungen oder Geburten. Seinen ersten Sohn nannte er nach meinem Sohn Martin. Wenn er gerade in der Stadt war, traf er sich mit ihm und unternahm etwas mit ihm."

Vor fünf Jahren starb der Freund mit circa 50 Jahren einen plötzlichen Herztod, kurz nachdem Frau Peters in dieselbe Stadt wie er gezogen war. Mithilfe seiner Frau konnte sie sich in der Klinik von ihm persönlich verabschieden.

Ich spürte ihre sehnsüchtige Zuneigung zu ihm: „Würde er Sie in Ihrer jetzigen Situation gerne unterstützen?"

Sie seufzte: „Ja, endlich bin ich so weit, dass ich es annehmen kann."

„Dann nehmen Sie jetzt innerlich Kontakt zu ihm auf und bitten ihn, sich an Ihren Rücken zu kuscheln und Sie zu halten." Ich wartete, bis ich auf ihrem Gesicht Entspannung und danach Freude sah.

Sie öffnete nach einiger Zeit erleichtert die Augen: „Ich wusste doch, dass es nicht die Angst vor dem Tod ist, sondern das Alleinsein, das mich quält."

„Sie können bei diesen Schwächeanfällen und wenn Sie sich alleine fühlen, ihn innerlich rufen und ihn bitten, Sie zu halten. Wie Sie gespürt haben, hilft Ihnen das."

Sie strahlte mich an: „Auf diese Weise habe ich nie an ihn gedacht. Sie haben mir einen Schatz geschenkt."

„Ja, unsere Toten sind immer um uns, wenn

wir es zulassen. Sie sind eine große Kraftquelle. Allerdings gelingt das nur, wenn wir mit ihnen im Reinen sind.“

Die Rolle des Schicksals

Inzwischen war Frau Peters zum Abschluss ihrer Krebstherapie fünf Wochen in der Reha. Ich war froh, dass sie die Chemotherapie und die Bestrahlungen endlich überstanden hatte.

Sie klagte in der Therapiestunde über Zahnweh am Backenzahn. Sie musste schon ihre Reha vier Tage unterbrechen, um den Zahn an der Wurzel behandeln zu lassen, und bekam danach Antibiotika. Aber es war immer noch nicht gut.

Ich bat sie, ihren Zahn bewusst zu spüren.

„Es ist ein Druck, wie wenn etwas von innen zersprengt würde. Es bedroht mich viel mehr als die Chemo und die Bestrahlung davor. Es ist, wie wenn man ein Haus zersprengt." Auf meinen fragenden Blick fügte sie hinzu: „Man zersprengt ein Haus, wenn es zu eng ist und man es nicht mehr für etwas Neues erweitern kann."

Da unsere inneren Bilder meist mit einer Erfahrung verknüpft sind, fragte ich sie: „Haben Sie so etwas schon mal gesehen?"

Sie sah vor ihrem inneren Auge ein Haus, das im Fernsehen zersprengt wurde, und beschrieb es als ein ‚ehrwürdiges altes Haus, das ausgedient hat'.

Da die Betonung auf ‚ausgedient' lag, wollte ich wissen: „Was bedeutet für Sie ausgedient?"

„Mein Sohn und mein jüngerer Bruder brauchen mich nicht mehr und kommen inzwischen alleine zurecht. Mein alter Beruf in der Anästhesie stimmt nicht mehr. Deshalb habe ich trotz schlechterem Gehalt auf die Psychosomatik gewechselt. Ich habe große Veränderungen in meinem Leben eingeleitet. Trotzdem ist das Schicksal ungerecht und lässt mich nach der Pflicht nicht die Kür, das, was mir Spaß macht, leben."

Damit sie sich mit dem Gefühl des Opfer-Seins auseinandersetzen konnte, bat ich sie: „Sagen Sie das direkt dem Schicksal!"

Sie tat es. Nach einem Rollenwechsel antwortete die Patientin in der Rolle des Schicksals: „Ich bin nicht zuständig, ich kümmere mich nicht um jeden Einzelnen, du darfst und kannst deinen Weg gehen."

Wieder in der eigenen Rolle sagte sie nachdenklich: „Wenn das Schicksal nicht verantwortlich ist, dann bin ich selbst verantwortlich, keiner erlaubt oder verbietet mir etwas, wie als Kind. Wichtig ist, dass ich mich stimmig in der Welt bewege."

Nach einer kurzen Zeit friedvoller Stille, die wir beide genossen, fuhr sie fort: „Es öffnet sich ein neuer Raum, ich brauche keine neuen Ziele wie bisher, zum Beispiel meinen Beruf gut zu erfüllen und mein Kind großzuziehen. Sondern meine Leitlinie ist, dass ich **mich zum Blühen** bringe.“

Leider musste der Zahn trotzdem gezogen werden. Er war wohl der Preis für diese Einsicht.

Pflegenotstand

Ich war selbst wegen eines Armbruchs Patientin in der Klinik. Es war ein heißer Sommertag. Um Durchzug zu schaffen, standen die Türen der Krankenzimmer zum Gang hin offen. Plötzlich hörte ich Jammerlaute und schließlich Hilferufe. Also sprach ich eine viel beschäftigte Schwester an. „Da ruft doch niemand“, brummte sie irritiert. Als ich darauf beharrte, hörte sie es schließlich auch. „Ach so“, sagte sie gedehnt, „dafür sind wir nicht zuständig. Die Frau gehört zur anderen Station.“

Als das Jammern aber nicht aufhörte, sprach ich den Arzt bei der Visite an. Auch dieser meinte, sie seien nicht zuständig. Enerviert sagte ich: „Es muss sich doch jemand um sie kümmern!“ Ich erhielt einen ratlosen Blick. Er war sichtlich bedrückt.

„Darf **ich** denn zu der Frau gehen?“

Er stieß die angehaltene Luft aus und sagte erleichtert: „Ja, sehr gerne.“

Ich ging in das Zimmer. Eine etwa 80-jährige Frau hing schief in ihrem Bett. Ihr Kissen war verrutscht.

“Wo tut es Ihnen denn weh?“, rief ich laut, da sie mit ihrer Aufmerksamkeit völlig nach innen gerichtet war. Sie schaute auf. „Da im Rücken. Da bin ich operiert.“

Ich schob ihr das Kissen zurecht. „Erzählen Sie mir genau, was Ihnen wehtut.“

„Mein Rücken.“

Ich sah sie fragend an und wartete.

„Und dann habe ich auch noch meinen Mann vor vierzehn Tagen verloren.“

„Das ist ein großer Schmerz“, sagte ich, mit Betonung auf Schmerz.

Daraufhin nickte sie heftig. „Niemand kümmert sich um mich!“, klagte sie weinend. Sie meinte damit nicht nur die Schwestern der Klinik, sondern auch ihre neue Lebenssituation und ihr Alleinsein seit dem Tod ihres Mannes.

Ich nahm ihre Hand: „Ja, das ist schlimm.“ Mit meinem Schweigen gab ich ihr Zeit zu spüren, dass ich sie verstand.

Nach einer Weile fügte ich hinzu: „Ich kümmere mich doch jetzt um Sie.“ Ich wollte sie ins Jetzt holen, damit sie das Tröstliche der Situation wahrnehmen konnte. Daraufhin schaute sie mich an und nickte: „Ja, Sie kümmern sich um mich. Vielen, vielen Dank!“ Ich spürte Zuneigung zu dieser Frau und war berührt von ihrer Direktheit und Einfachheit.

Kurz darauf kamen ihre beiden Söhne zu Besuch. Ich ermutigte sie, dem Stationsarzt zu sagen, dass ihre Mutter starke Schmerzen hat und eventuell mehr Schmerzmittel braucht. Danach verabschiedete ich mich von der Frau. Sie wirkte deutlich beruhigter. Später horchte ich immer wieder mal in Richtung ihres Zimmers. Zu meiner Erleichterung hatte sie aufgehört zu jammern.

Das Gespräch hatte höchstens zehn Minuten gedauert, doch für solche Gespräche schien das Personal keine Zeit zu haben.

Sie versäumten das Schönste an ihrer Arbeit.

Freund,
Herzensfreund,
Freund meines Herzens,
Sehnsucht nach deinem Herzschlag.

N.G.

Die Rose

Die Terrasse ist mein Glücksort. Sie ist ein Ort der Freiheit, der Stille, der Sonnenwärme. Ich fühle mich hier geborgen und geschützt. Es gibt keinen besseren Ort, um zu sein. Ich darf hier arbeiten, lesen, sinnieren, telefonieren, Tee trinken, sein. Es war Frühling, die Pappel hatte schon Blätter wie Mäuseohren, wie mein Freund sagte. Er war am Sterben und besuchte mich. Er war stark abgemagert.

Ich lud ihn ein, sich auf meiner Liege auf der Terrasse auszuruhen. Da ihm beim Liegen die Knochen schmerzten, brachte ich ihm eine zweite Auflage, sodass er wie eine Prinzessin auf der Erbse darauf thronte. Unsere gemeinsame Freundin Cornelia war auch da. Wir umsorgten ihn gemeinsam und er genoss es sichtlich. Er hatte immer schon Freude gehabt, von zwei Frauen umschwärmt zu werden, dachte ich fast heiter. Die Frühlingssonne wärmte uns und wir spürten den gemeinsamen Augenblick und schwiegen.

Die Westerland Rose knospte am Terrassengeländer.

„Ob ich die Rosen noch erlebe?“, fragte er mich.

Mir fiel Gottfried Benns Gedicht ‚Letzter Frühling‘ ein und ich schaute ihn an, als ich sprach:

Nimm die Forsythien tief in dich hinein.
Und wenn der Flieder kommt,
vermisch auch diesen
mit deinem Blut und Glück und Elendsein,
dem dunklen Grund, auf den du angewiesen.
Langsame Tage, alles überwunden,
Und fragst du nicht, ob Ende, ob Beginn,
Dann tragen dich vielleicht die Stunden
noch bis zum Juni mit den Rosen hin.

Er starb im Juni.

Zu seiner und meiner Freude konnte ich ihm zwei Tage vorher eine duftende orange-gelbe Westerland Rose ins Krankenhaus bringen. Trotz seiner starken Atemnot zog ein kleines Lächeln über sein gequältes Gesicht, als er daran roch. Das tröstete mich.

Am Ende hatte er es schwer. Wochenlang hatte er sich bemüht, sich Gutes zu tun. Er gönnte sich Zeit, begann Besuche zu empfangen und sich zu verabschieden.

Vor allem hatte er Vergnügen, die Werke eines Bibers in einem Bach in seiner Nähe zu beobachten.

Doch als es ihm schlechter ging und die Atemnot stärker wurde, bekam er Angst und ließ sich von einer Ärztin überzeugen, dass es durch eine Immuntherapie noch Hoffnung gäbe. Er landete leider in einem großen Universitätskrankenhaus und zu seinem Entsetzen in einem Dreibettzimmer, da kein Einzelzimmer frei war.

Eine junge Assistenzärztin eröffnete uns, dass es für eine Immuntherapie zu spät war und er diese wegen seines körperlichen Zustands nicht mehr verkraften würde.

Das zerschlug alle seine Hoffnungen. Doch konnten die Ärzte seine Atemnot lindern, sodass er drei Tage später friedlich starb.

Ich hätte ihm so sehr gewünscht, dass er mit einer guten palliativmedizinischen Begleitung zu Hause hätte sterben können. Ich war sehr traurig.

Doch erhielt ich durch diesen Schmerz den Anstoß, mich auf das Gebiet der Palliativmedizin zu begeben.

Ganz nach dem Sufi-Mystiker Dschelaleddin Rumi:

Die Wunde ist der Ort,
an dem das Licht in dich eintritt.

Schlußstück

Der Tod ist groß.
Wir sind die Seinen
Lachenden Munds.
Wenn wir uns mitten im Leben meinen,
wagt er zu weinen
mitten in uns.

R. M. RILKE

Sterbemeditation

Wenn ich in einer Woche sterben müsste,
was wäre mir wichtig?
Worauf kommt es mir im Leben an?
Wofür danke ich?
Was verüble ich?
Was verzeihe ich?
Was habe ich versäumt?

Sich mit diesen Fragen jetzt schon zu beschäftigen, macht das Leben intensiv und wesentlich. Wenn wir im Alltag achtsam mit unseren Bedürfnissen umgehen, erleichtert uns ein erfülltes Leben später den Prozess des Sterbens. Wir können den Tod als Spiegel nutzen, um unser Leben zu verbessern und zu befrieden. Sich mit dem Tod zu beschäftigen, bedeutet nicht, ihn herbeizurufen.

Zudem ist eine Voraussetzung für diese Gespräche, sich mit der eigenen Angst vor dem Tod und dem Sterben vertraut zu machen und anzufreunden.

Mit Neugier und Forschergeist und möglichst ohne zu werten können Sie sich durch die folgende Sterbemeditation in das Sterben einfühlen und darauf vorbereiten. Ich finde sie sehr hilfreich, um für den letzten Abschied, der auf jeden von uns zukommt, zu üben.

Um Ihnen Mut zu machen, füge ich hier ein Beispiel von mir bei:

Ich liege in meinem Wohnzimmer auf dem Krankenbett mit Blick auf meine Pappel. Ich habe sie vor 25 Jahren gepflanzt als Symbol für meine kurdische Heimat und der Verbindung von Himmel und Erde.

Ein Arzt eröffnet mir, dass ich sterben werde. Er sagt es ruhig, ich nehme es ruhig auf, ich wusste es.

Dann, als er weg ist, schau ich zur Pappel hoch und spüre ihre Gegenwart. Als ich traurig werde, fühlt es sich an, als würde die Pappel mich umarmen. Ich verabschiede mich von ihr.

Ich nehme auch Abschied von meiner Tochter, ihrem Mann, meinen Freunden, meiner Helferin, die alle um mein Bett stehen. Meine Tochter tut sich schwer, doch es geht.

Ich verabschiede mich später auch von meinem Bruder und seiner Frau. Danach rufe ich jene

Freundinnen und Freunde an, die nicht kommen können.

Es gibt nichts mehr zu tun, es ist alles geregelt und der Rest geht mich nichts mehr an.

Ich will das Rauschen der Pappel hören, sie spüren.

Ich werde schwächer, es ist wie ein Verlöschen.

Am Fußende meines Bettes steht ein schöner Mann in sandfarbenem Umhang, es ist der Tod. Er schaut mich lächelnd an. Er hebt mich sanft hoch und trägt mich durch eine sandige Wüste. Mein verstorbener Freund geht daneben und hält meine Hand. Wir kommen an ein weites Meer … Ich gehe in diesem Meer auf.

Im Rückblick auf mein Leben ist die Verlassenheit mit anderthalb Jahren in der Schweiz prägend, als ich zur Behandlung einer Kinderlähmung alleine dort bleiben musste; ebenso mein Leben in Deutschland und später das Leben und die Reisen mit meinem Lebensgefährten.

Welch ein Glück, dass unsere Tochter in unser Leben trat.

Ich bedauere die Streitigkeiten mit ihm und dass es uns beiden erst spät möglich war, wieder zusammenzukommen.

Ich habe mich damals zu wenig um mein verlassenes, inneres Kind gekümmert und von meinem Partner das an Aufmerksamkeit erwartet, was ich mir selbst nicht gab. An den Folgen musste unse-

re Beziehung leiden, weil ich so unglücklich und gestresst war.
Meine psychotherapeutische und psychoonkologische Arbeit war gut. Auch das Lehren und das Leiten der Akademie. Das tägliche Meditieren hat mich stark gemacht. Das all die Jahre mit Entschiedenheit und Hingabe bewältigt zu haben, macht mich stolz.
Ebenso stolz bin ich, dass ich mit 68 Jahren Palliativmedizin gelernt und die Prüfung bestanden habe.
Ich sehne mich nach meinem Gefährten und will zu ihm.
Ich wünsche meiner Tochter alles Gute, dass sie lernt sich zu lieben und zu achten und fürsorglich mit ihrem inneren Kind umzugehen, dass sie ihre Berufung findet, dass die Liebe und das Zusammenleben mit ihrem Mann gelingt. Meinem Bruder wünsche ich erfüllte Lebensjahre und einen leichten Tod. Meinem Schwiegersohn und meiner Schwägerin danke ich für ihre geduldige Liebe und meinen Freundinnen und Freunden für ihre Begleitung meines Lebens.

Nun hoffe ich, Sie sind neugierig auf Ihre eigenen Vorstellungen geworden und wollen es probieren. Es ist gut, wenn Sie sich vorher entspannen und ein Ihnen vertrauter Mensch die folgende Anleitung von Annemarie und Reinhard Tausch, einem Psychotherapeuten-Ehepaar, langsam für

Sie vorliest. Danach können Sie ihm Ihre Erfahrung erzählen und/oder aufschreiben.

„Wenn du jetzt entspannt bist, so werde dir bewusst, die Zeit deines Sterbens ist gekommen. Stell es dir so vor, wie es dir jetzt in den Sinn kommt. Stelle dir dann vor: Du sprichst mit dem Arzt und der informiert dich, dass er keine Heilungsmöglichkeiten mehr sieht und dass er den schnellen Fortgang der schweren Erkrankung nicht aufhalten kann. Stell dir deine Gefühle vor und deine Gedanken, die du bei dieser Information hast. Was willst du machen? Mit wem willst du sprechen? Was willst du sagen? Nimm dir jetzt Zeit, dir das in allen Einzelheiten vorzustellen.

Stell dir jetzt vor, wie du die letzten Lebenswochen verbringen willst. Was möchtest du tun? Was ist dir wichtig? Und jetzt sieh dich selbst, wie du dem Tod näher kommst. Du siehst, wie die Verschlechterung deines Körpers zunimmt. Du siehst Einzelheiten deines Sterbens. Du fühlst, dass dein Körper sich seinem Ende nähert. Du bist dir dessen bewusst, dass du sterben wirst. Erlaube dir, diese Gefühle zu erfahren, und setze dich mit ihnen auseinander.

Sieh jetzt die Menschen um dich herum, an deinem Sterbebett. Stelle dir vor, wie sie reagieren, was sie dir sagen werden. Was sagen sie? Und was fühlen sie? Und jetzt stell dir vor, dass dein Körper die Kraft verliert. Sieh dich selbst im Moment deines Sterbens. Und jetzt siehst du dich selbst gestorben. Mit deiner Seele geschieht jetzt das, was du dir vorstellst, wie es deinen religiösen Einstellungen entspricht.

Vielleicht also geht deine Seele in das Universum – in die Ewigkeit – zu Gott – oder was immer du denkst. Und jetzt, während deine Seele im Universum oder bei Gott ist, blickst du auf die Einzelheiten deines Lebens zurück. Nimm dir für diesen Rückblick auf dein Leben Zeit. Wie war dein Leben, was hast du getan? Was hat dir Spaß gemacht? Was hat dir Freude gebracht? Welche seelischen Schmerzen, Kümmernisse und Sorgen hast du in deinem Leben gehabt? Und welche hast du noch? Was würdest du heute gern anders machen in deinem Leben?

Und überblicke noch einmal für drei Minuten dein bisheriges Leben. Das war die Vorstellung von deinem Sterben und deinem Tod. Und das war ein Rückblick auf dein Leben. Jetzt komme bitte langsam wieder hierher zurück."

Ich wünsche Ihnen eine gute Erfahrung bei dieser Übung!

Ausklang

Als Ausklang soll ein Gedicht von R. M. Rilke dienen, das meine Vorstellung vom letzten Übergang wunderbar ausdrückt:

Dir zur Feier

Einmal, am Rande des Hains,
stehn wir einsam beisammen
und sind festlich, wie Flammen –
fühlen: Alles ist Eins.

Halten uns fest umfaßt;
werden im lauschenden Lande
durch die weichen Gewande
wachsen wie Ast an Ast.

Wiegt ein erwachender Hauch
die Dolden des Oleanders:
sieh, wir sind nicht mehr anders,
und wir wiegen uns auch.

Meine Seele spürt,
daß wir am Tore tasten.
Und sie fragt dich im Rasten:
Hast Du mich hergeführt?

Und du lächelst darauf
so herrlich und heiter
und: bald wandern wir weiter:
Tore gehn auf.

Und wir sind nicht mehr zag,
unser Weg wird kein Weh sein,
wird eine lange Allee sein
aus dem vergangenen Tag.

Dank

Dank gebührt meinen Lehrern, dass sie mir Zugang zu meinen Quellen verschafft haben. Das sind im Bereich der Psychotherapie Werner Arnet, Konni Stauss, David Jonas und Arny und Amy Mindell.

Meiner wichtigsten Lehrerin im Bereich des Sterbens, Elisabeth Kübler-Ross, danke ich, dass sie das Thema enttabuisiert und aktiv mit den Sterbenden und in der Öffentlichkeit gesprochen hat. Sie hat mir in einem Workshop geholfen, die Gefühle der Patienten ernst zu nehmen und in ihrem vollen Ausdruck zuzulassen.

Die Koordinatorinnen des Hospizvereins und das SAPV-Team wählten die Patienten und ihre Angehörigen für meine Gespräche sorgfältig aus und unterstützten mich mit Rat und Tat. Die Stationsärztin der Palliativstation, Frau Dr. Renz, hatte immer ein offenes Ohr für meine Fragen, insbesondere die Medikation betreffend. Dafür danke ich allen von Herzen.

Meine Tochter und meine Freunde, insbesondere Margot, Nora, Karin, Ludwig, Rudolf, Tilman, Deva, halfen mir auch bei der Verbesserung meines Manuskriptes, ebenso meine Schreibkurslehrerinnen Ela, Anja und Felicitas. Vielen Dank!

Danken möchte ich allen meinen Patienten und Klienten, weil sie mir vertraut und sich geöffnet haben. Durch sie wurde dieses Buch überhaupt möglich. Sie helfen damit, das unnötige Leid von Menschen zu lindern, die mit schwerer Krankheit und Tod konfrontiert sind. Ich habe sehr viel von ihnen gelernt, auch für mein eigenes Sterben.

Ihre Namen und Daten wurden zur Anonymisierung verändert.

Über Rückmeldungen zu meinem Buch unter info@sueddeutsche-akademie.de würde ich mich freuen.

QUELLEN

S. 5 aus: Eckhart Tolle, Stille spricht. Wahres Sein berühren. © 2003, Arkana München, in der Verlagsgruppe Random House GmbH, Übersetzung: Erika Ifang

S. 23 aus: Hilde Domin, Sämtliche Gedichte. S. Fischer Verlag, Frankfurt 2009

S. 30 aus: Martin Buber, Ich und Du. Lambert Schneider Verlag, Heidelberg 1994

MIX
Papier aus verantwortungsvollen Quellen
FSC® C014496
FSC
www.fsc.org

ClimatePartner°
klimaneutral
Druck | ID: 53248-1301-1001

2. Auflage 2020

www.claudius.de

Umschlaggestaltung: Weiss Werkstatt, München
unter Verwendung von © Maria_Galybina/shutterstok (Blätter) und © My Life Graphic/shutterstock.com (Hintergrund)
Layout: Mario Moths
Gesetzt aus der Stempel Garamond
Druck: GGP Media GmbH, Pößneck

ISBN: 978-3-532-62855-3